Hautnah und weiter

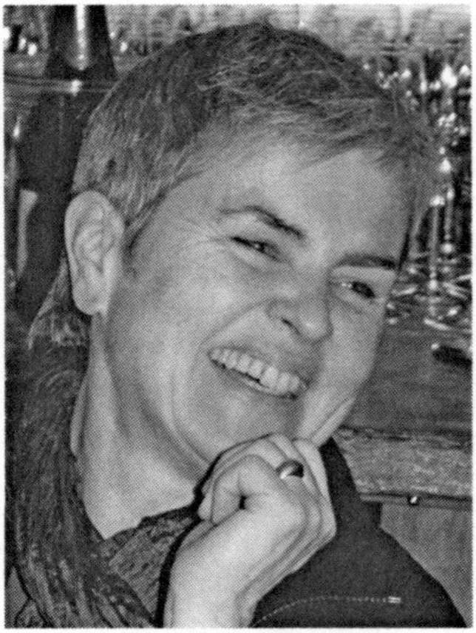

Adelheid von Herz, geb. 1954, ist Krankenschwester, Kinaesthetics-Trainerin und Praxisanleiterin für Kinaesthetics in der stationären palliativen Pflege in Frankfurt am Main.

Adelheid von Herz

Hautnah und weiter

Erfahrungsberichte aus der palliativen Pflege

Mabuse-Verlag
Frankfurt am Main

Bibliografische Information der Deutschen Nationalbibliothek

Die Deutsche Nationalbibliothek verzeichnet diese Publikation in der Deutschen Nationalbibliografie; detaillierte bibliografische Angaben sind im Internet unter: http://dnb.d-nb.de abrufbar.

Informationen zu unserem gesamten Programm, unseren AutorInnen und zum Verlag finden Sie unter: www.mabuse-verlag.de.

Wenn Sie unseren Newsletter zu aktuellen Neuerscheinungen und anderen Neuigkeiten abonnieren möchten, schicken Sie einfach eine E-Mail mit dem Vermerk „Newsletter" an: online@mabuse-verlag.de.

Kasseler Str. 1 a
60486 Frankfurt am Main
Tel.: 069 – 70 79 96-13
Fax: 069 – 70 41 52
verlag@mabuse-verlag.de
www.mabuse-verlag.de
www.facebook.com/mabuseverlag

Satz und Gestaltung: Björn Bordon/MetaLexis, Niedernhausen
Umschlaggestaltung: Marion Ullrich, Frankfurt am Main
Umschlagabbildung: Adelheid von Herz

Druck: Beltz Bad Langensalza GmbH
ISBN: 978-3-86321-335-0
Printed in Germany

Inhalt

Vorwort

In diesem Buch sind unter dem Titel „Hautnah und weiter“ neun Beiträge zusammengefasst, die ich zwischen 2001 und 2016 für die Zeitschrift *Dr. med. Mabuse* geschrieben habe. Es handelt sich um Erfahrungsberichte aus dem Alltag palliativer Pflege. Teilweise sind diese Beiträge Berichte aus der Sicht der angewandten Pflege zu dem jeweiligen Schwerpunktthema des Heftes. Andere Artikel widmen sich Themen zu denen es – aus meiner Sicht und zum Zeitpunkt des Erscheinens – kaum veröffentlichte Stellungnahmen von Pflegenden aus der alltäglichen Praxis gab. Die Artikel sind in der Originalversion belassen, in der auch mein damaliger Arbeitsplatz beschrieben wird.

In der palliativen Versorgung hat sich in der Zwischenzeit vieles entwickelt und verändert. Manche Themen, wie z. B. der Umgang mit Todeswünschen schwerkranker Menschen, haben inzwischen deutlich mehr an öffentlicher Aufmerksamkeit gewonnen und eine professionelle Entwicklung erfahren. Erfreulich sind auch weitere Entwicklungen. So ist die palliative Versorgung nicht mehr nur auf Krebspatienten eingeschränkt, sondern allen Menschen mit in absehbarer Zeit zum Tode führenden Erkrankungen zugänglich geworden. Die palliative Versorgung konnte auch ausgebaut werden durch gesetzliche Regelungen zur Finanzierung neuer

Organisationsformen wie z. B. stationäre Hospize und die spezialisierte ambulante Palliativversorgung (SAPV).

Allen Artikeln ist ein kurzer Einleitungstext vorangestellt, der ihre Aktualität bzw. historischen Relevanz beleuchtet.

Es geht in den nachfolgenden Artikeln um Herausforderungen, die Pflegenden nicht nur aus der palliativen Pflege vertraut sind: Wie kann ich damit umgehen, wenn meine pflegerische Interaktion offensichtlich sowohl den Patienten als auch mich selbst physisch und psychisch zu belasten scheint? Wie kann ich in der uns knapp bemessenen Zeit eine Pflege durchführen, die noch als wertschätzend, achtsam und konstruktiv für alle Interaktionspartner betrachtet werden kann? Was mache ich, wenn ich in Situationen gerate, in denen ich nicht mehr weiter weiß? Dabei muss berücksichtigt werden, dass Pflegende im palliativen Kontext noch unter günstigeren Rahmenbedingungen arbeiten können als Pflegende auf „Normal"-Stationen im Krankenhaus, in Pflegeheimen oder in der ambulanten Pflege.

Mir ging es in den Artikeln nicht darum zu zeigen, dass trotz widriger Umstände dennoch eine gute Pflege leistbar ist, sondern einige Schlaglichter zu werfen auf die Komplexität des Pflegealltags, in dem es immer wieder um eine Auseinandersetzung mit Begrenztheitserfahrungen und Erfahrungen des Scheiterns geht. In diesem Zusammenhang wurde für mich persönlich meine Auseinandersetzung mit Kinaesthetics eine entscheidende Ressource, um den Erfahrungen des Scheiterns mit einer konstruktiven Haltung zu begegnen. Ohne die Aneignung von Kinaesthetics hätte ich den Pflegeberuf – den ich seit nunmehr vierzig Jahren ausübe – schon längst verlassen. Durch Kinaesthetics habe ich mein wichtigstes und nachhaltigstes Anliegen in der angewandten Pflege gefunden: das Vertrauen der Menschen, für die ich sorge, in ihren eigenen Körper zu stärken. Mehr können wir nicht wirklich tun, aber das ist schon sehr viel.

Zu meinen ersten Artikeln bei *Dr. med. Mabuse* musste ich noch aufgefordert werden. Hermann Löffler, der Chef des Mabuse-Verlages und die damalige Redakteurin Anja Uhling ermutigten mich nachhaltig, aus meinem Pflegealltag zu berichten. Während ich das mir Vertraute nachvollziehbar zu beschreiben versuchte, wurde mir selbst die Komplexität des pflegerischen Alltagshandelns bewusster. Bald drängten sich mir Themen zur Veröffentlichung, die mir „unter den Nägeln brannten", wie die pflegepraktischen Aspekte zur Begleitung von Angehörigen sterbender Menschen oder die Umsetzung von Kinaesthetics im Pflegealltag. Schließlich traute ich mich an Tabuthemen heran wie Gewalt in der Pflege, Umgang mit Todeswünschen im Pflegealltag und Auseinandersetzung mit Ekelgefühlen in der Pflege.

So langsam schließe ich mein Berufsleben ab. Es würde mich freuen, wenn meine Artikel die eine oder den anderen meines Berufes inspirieren könnten, die Herausforderungen des widrigen, mitunter auch von BerufskollegInnen nur gering geschätzten Berufsalltages zu beschreiben, zu durchdringen und ihnen offensiv, zuversichtlich und konstruktiv zu begegnen! Haben Sie Vertrauen zu sich und Ihren KollegInnen: Keine/r wünscht sich perfekte KollegInnen, sondern gemeinsame Reflexion über beidseitige Erfahrungen des Scheiterns und Neubeginnens.

Den Schmerz kommunizierbar machen

Ein Praxisbericht aus der Palliativen Pflege

Aus: Dr. med. Mabuse Nr. 135,
Januar/Februar 2002, S. 45–48.

Dieser, mein erster Artikel in Dr. med. Mabuse, erschien 2002 im Schwerpunktheft um Thema „Schmerz" als pflegerischer Beitrag. Seither hat sich in der palliativen Versorgung einiges weiterentwickelt. Mein damaliger Arbeitsplatz war seinerzeit eine der ersten stationären palliativen Einrichtungen in Frankfurt am Main. Inzwischen ist das palliative Hospital, aus seiner organisatorischen und architektonischen Insellage heraus, funktional als Palliativstation in ein großes Frankfurter Krankenhaus eingegliedert worden. In den verlassenen Räumlichkeiten wurden ein Hospiz eingerichtet, eine spezialisierte Pflegeeinrichtung für Menschen, die nur noch eine sehr begrenzte Lebenserwartung haben und die wegen ihrer krankheitsbedingten Beschwerden einer stationären palliativen Versorgung bedürfen. Die ärztliche palliative Versorgung der Hospizpatienten übernehmen jetzt ambulant niedergelassene HausärztInnen.

Was sich seither – trotz der organisatorischen Änderungen – nicht geändert hat, sind die Anforderungen an die Qualität der palliativen Pflege, so wie ich sie in diesem Artikel beschreibe. Eine der Kernaufgaben Pflegender ist die Steuerung des Symptomkontrollprozesses im Rahmen der alltäglichen Pflege. Insbesondere im Zusammenhang der Unterstützung aller Körperfunktionen können belastende Symptome erkannt und analysiert werden. Das erfordert eine hohe Kompetenz und Selbstreflexion in der pflegerischen Interaktion und der professionellen Kommunikation.

In meiner professionellen Kommunikation habe ich seit dem Verfassen dieses Artikels einiges weiterentwickelt. So spreche ich heute zum Beispiel nicht mehr von „Lagerung" und davon, Patienten zu „lagern". Meine Weiterbildungen in Kinaesthetics haben auch auf meine Sprache Einfluss genommen. Heute nehme ich meine Patienten viel aufmerksamer in ihren – wenn auch nur mikrominimalistischen – Eigenaktivitäten wahr und „unterstütze sie bei einer Positionsänderung". Durch die Erfahrung meiner eigenen Weiterentwicklung wurde ich aufmerksamer für Entwicklungsprozesse in meiner Umgebung, so auch für Lern- und Entwicklungsprozesse von Menschen am Ende ihres Lebens. Diese Erfahrung erschloss mir eine meiner wesentlichen Kraftressourcen für meine Arbeit: das Vertrauen in die Fähigkeiten meiner Patienten.

Frau K. befindet sich im Endstadium ihrer Krebserkrankung. Die Metastasen haben sich im gesamten Körper ausgebreitet, Beine und Unterleib sind stark ödematös angeschwollen. Frau K. schläft viel. In den kurzen Zeiträumen, in denen sie wach ist, spricht sie nicht mehr und reagiert nur noch mit schwacher Mimik und Gestik auf Ansprache. Diesen Reaktionen kann ich nicht entnehmen, ob sie meine Worte tatsächlich versteht.

Ich arbeite als Krankenschwester im Evangelischen Hospital für Palliative Medizin in Frankfurt am Main. Frau K. ist eine meiner Patientinnen. Sie bewegt sich kaum mehr und muss häufig umgelagert werden, um ein Wundliegen zu vermeiden. In den letzten Tagen hatte Frau K. schon beim Beginn einer Umlagerung laut aufgeschrien und sich so stark angespannt, dass eine Fortsetzung der Lagerung nicht möglich war. Da Frau K., als sie noch sprechen konnte, häufig über Schmerzen klagte, nahmen meine Kolleginnen und ich auch in diesem Fall an, dass sie bei der Lagerung Schmerzen hatte. Neben einer Erhöhung der regelmäßigen Schmerzmittel, die über eine subkutane Medikamentenpumpe verabreicht wurden, bekam Frau K. zusätzlich eine subkutane Injektion mit zehn Milligramm Morphin jeweils etwa eine halbe Stunde vor der geplanten Lagerung. Trotz dieser Prämedikation wirkte sie nicht beschwerdefrei, sie schrie bei der Umlagerung weiterhin auf und der Körper spannte sich sehr an. Selbst eine schrittweise Erhöhung der zusätzlichen Morphindosis schien Frau K. kaum eine Erleichterung zu bringen. Erst eine Kombination von Morphin und Midazolam, einem „Einschlafmittel", machte eine für Frau K. sichtlich beschwerdefreie Umlagerung möglich. Von den Angehörigen wurde als Nachteil empfunden, dass Frau K. jetzt nur noch schlief und kaum mehr Wachphasen hatte.

Diffuses Körpergefühl

Aus der Beobachtung, dass Frau K. erst nach der Gabe von Midazolam beschwerdefrei gelagert werden konnte, entnahm ich die Vermutung, dass sie nicht nur aufschrie und sich anspannte, weil sie Schmerzen, sondern weil sie außerdem Angst hatte. Durch die fehlende Eigenbewegung hatte Frau K. ein diffuses Körpergefühl entwickelt. Sie hatte die Orientierung für ihren Körper und den Raum um sich herum verloren. Daher war sie womöglich durch unsere Berührungen und Bewegungen irritiert und verängstigt.

Ich probierte eine andere Vorgehensweise bei der Lagerung aus. Zunächst versuchte ich, Frau K. mit Hilfe von Techniken aus dem Bereich der Basalen Stimulation, ein Gespür für ihren Körper und den Raum, den er einnimmt, zu geben. Ich legte meine rechte

Hand an ihre linke Schulter und nahm mit meiner linken Handfläche Kontakt zu ihrer linken Handfläche auf. Ich erklärte Frau K., dass ich ihren Körper jetzt auf eine Bewegung vorbereiten möchte. Ich konnte ihr nicht ansehen, ob sie mich verstand. Ich strich mit meinen Händen in kreisenden Bewegungen über Frau K.s Kopf, Nacken, Schulter, über die Außen- und Innenseiten der Arme und Hände, durch die Achseln weiter an der Außenseite des Rumpfes, der Beine, der Füße, über die Unter- und Oberseite der Füße, die Vorderseite der Beine wieder hoch zur Hüfte. Dann legte ich meine Handflächen an die Außenseiten des Beckengürtels und versetzte Frau K.s Becken etwa 15 Sekunden lang in eine Schaukelbewegung. Anschließend bewegte ich alle großen Gelenke – Knie, Fuß, Schulter, Ellenbogen – etwa jeweils zehn bis 15 Sekunden lang behutsam durch, dadurch versuchte ich, ihre Muskulatur aufzulockern. Anschließend entwickelte ich, durch Verschiebung der stabilen Zonen des Körpers von Frau K., angefangen beim Kopf über Handteller, Ellenbogen, Schulterbereich, Brustkorb, Becken, eine Lagerung auf die von mir gewünschte Seite. Frau K. blieb während der gesamten „Übung" entspannt und ruhig. Ich glaubte sogar, eine gewisse Aufmerksamkeit in ihren Zügen lesen zu können.

Ich hatte Frau K. ohne zusätzliche Gabe von Morphin oder Midazolam beschwerdefrei gelagert. Frau K.

blieb danach noch einige Zeit wach. Diese Lagerung hatte etwa fünf Minuten länger gedauert als die vorhergehenden Lagerungen. Allerdings brauchte ich für die sonst notwendige Prämedikation (Morphin aus Tresor schließen, Eintragung ins Morphin-Buch, Eintragung in die Patientendokumentation, Medikamente aufziehen, doppelte Wege zum Patienten, Spritze verabreichen, Spritze entsorgen) auch einige Minuten, sodass beide Vorgehensweisen zur beschwerdefreien Lagerung etwa die gleiche Zeit beanspruchen.

In der nächsten Schicht probierte ich aus, ob meine Erfahrung vom Vortag wiederholbar war. Ich versuchte, Frau K. ohne Prämedikation und ohne vorbereitende basale Stimulation umzulagern. Frau K.s Körper spannte sich sofort an und sie schrie auf. Ich ließ Frau K. etwa eine halbe Stunde in Ruhe und wiederholte dann die am Vortag bei der Lagerung erprobte neue Vorgehensweise. Ich erhielt das gleiche Ergebnis wie am Vortag: Frau K. blieb ruhig und entspannt bei der Umlagerung.

Schmerz- und angstreduzierende Techniken

Viele der Patienten, die ich betreue, können durch verschiedene krankheitsbedingte Einschränkungen ihre Beschwerden sprachlich nicht mitteilen, zudem kann ein körpersprachlicher Ausdruck mehrdeutig sein. Medikamente, die Beschwerden lindern sollen, können Bewusstsein und Ausdrucksfähigkeit weiterhin einschränken. Der Modus der Bedarfsmedikamentengabe in der Palliativmedizin ermöglicht es dem Pflegepersonal zu entscheiden, im Bereich eines vom Arzt festgelegten Spielraumes, bei Bedarf zusätzliche Medikamente zu geben oder es auch bleiben zu lassen, ohne vorher mit dem Arzt Kontakt aufnehmen zu müssen. Das Pflegepersonal verfügt über schmerz- und angstreduzierende Techniken, hier aus dem Bereich der Basalen Stimulation und Kinästhetik, die in dem geschilderten Fall die vorher notwendigen zusätzlichen Medikamente überflüssig gemacht haben.

Pflegepersonal erster Ansprechpartner

Das Evangelische Hospital für palliative Medizin ist ein kleines Krankenhaus mit 20 Betten im Zentrum von Frankfurt am Main. Hier werden Menschen im Endstadium ihrer Krebserkrankung behandelt. Diese Menschen haben eine nur noch sehr begrenzte Lebenserwartung und leiden an vielfältigen, krankheitsbedingten Beschwerden, wie z. B. Luftnot, Schluckstörungen, Darmträgheit, Übelkeit, Erbrechen, Tumorgeschwüren, Schmerz. Neben den physischen Beschwerden leiden die Patienten und ihre Angehörigen aber auch an durch die Last der unheilbaren und oft entstellenden Krankheit verursachten seelischen und sozialen Nöten.

Im Evangelischen Hospital werden die Patienten von einem professionellen Team versorgt, zu dem Ärzte,

Pflegekräfte, ein Pfarrer, eine Sozialarbeiterin, ein Physiotherapeut, eine Kunst- und eine Musiktherapeutin, Hauswirtschafterinnen, eine Verwaltungsangestellte sowie eine Reihe ehrenamtlich Mitarbeitender gehören. Voraussetzung für die Aufnahme ist die Krankenhausbehandlungsbedürftigkeit. Die Einweisung erfolgt über die Hausärzte oder die behandelnden Krankenhausärzte. Die Kosten für die Leistungen des Hospitals werden von den Krankenkassen übernommen. Patienten können nach einer Behandlung im Hospital wieder nach Hause zurückkehren oder in einer Pflegeeinrichtung aufgenommen werden.

Von allen möglichen Beschwerden, die eine Tumorerkrankung mit sich bringt, steht in der öffentlichen Wahrnehmung der Palliativmedizin der Schmerz und die Schmerztherapie im Vordergrund. Das mag daran liegen, dass sich die Palliativmedizin aus einem veränderten therapeutischen Ansatz speziell gegenüber Schmerzen entwickelt hat. Häufig teilen mir Angehörige sterbender Patienten, meist unter Tränen, ihre belastenden Erinnerungen mit. „Es tut so gut, dass meine Schwester nicht leiden muss, unsere Mutter hatte auch Krebs und sie hatte so furchtbare Schmerzen damals, als sie vor zwanzig Jahren im Sterben lag.“ Die Mutter hatte möglicherweise nicht nur unter Schmerzen, sondern auch unter Übelkeit und Angst gelitten. Der Ausdruck des Schmerzes hingegen bleibt in der Erinnerung. Der Begriff „Schmerz“ mag für die Tochter aber auch die Summe des physischen, psychischen, sozialen und spirituellen Leidens der Mutter bezeichnen.

Bei der Aufnahme eines Patienten hat normalerweise eine Pflegekraft den ersten „medizinischen“ Kontakt zum Patienten. Nach der Begrüßung und der Frage nach dem Allgemeinbefinden erhebt die Pflegekraft den ersten Symptomstatus. Bei den meisten Patienten zeigen sich die Hauptsymptome Schmerz, Luftnot, Übelkeit, Angst, Stress und Erschöpfung bereits deutlich im Körperbild. Viele Patienten sind krankheitsbedingt in ihrer verbalen Ausdrucksfähigkeit eingeschränkt und wir sind auf eine Interpretation des Körperbildes angewiesen. Die Pflegekraft gibt den ersten Symptomstatus umgehend an den Stationsarzt weiter, um eine zeitnahe medikamentöse Intervention zu gewährleisten. Patienten, die bei Aufnahme unter den oben genannten Hauptsymptomen leiden, erhalten noch innerhalb der ersten Stunde ihres Aufenthaltes im Hospital eine Erleichterung ihrer Beschwerden sowohl durch Medikamente, als auch durch pflegerische Maßnahmen, wie z. B. Kontaktaufnahme und Zuwendung, Vermittlung von Orientierung und Sicherheit, atmungserleichternde und bequeme Lagerung, Mundpflege, Vermeidung unnötiger Anstrengungen. Noch am Aufnahmetag wird von den Ärzten ein individueller Medikamentenplan entwickelt, der aus regelmäßig zu verabreichenden

Medikamenten und einem festgelegten Spielraum an verschiedenen Medikamenten für den Bedarfsfall besteht. Dieser Bedarfsmedikamentenplan ermöglicht es der diensthabenden Pflegekraft, in einem bestimmten Umfang bei Bedarf zeitnah Medikamente zur Linderung von Beschwerden zu verabreichen, ohne vorher mit dem diensthabenden Arzt Kontakt aufnehmen zu müssen. Erst wenn der vorgegebene Rahmen ohne befriedigendes Ergebnis ausgeschöpft ist, muss wieder Kontakt zum Arzt aufgenommen werden, um den Medikamentenplan der Symptomentwicklung anzupassen.

Durch den engmaschigen Kontakt des Pflegepersonals zum Patienten – das Verhältnis von Pflegekräften zu Patienten beträgt 0,8 zu 1 – und die Möglichkeit für den Patienten, über die Notrufklingel zusätzlichen Kontakt zu Pflegekräften aufzunehmen, bleibt das Pflegepersonal während des Aufenthaltes des Patienten im Hospital vorwiegend der erste Ansprechpartner für Schmerzen und andere Symptome. Dem Pflegepersonal obliegt die Dokumentation der Symptome, der Interventionen sowie der Ergebnisse der Interventionen. Auf der Grundlage dieser Dokumentation und der Ergebnisse der ärztlichen Visite, werden von den Ärzten Plan- und Bedarfsmedikamente, sowie weitere therapeutische Maßnahmen, der jeweils aktuellen Problemlage angepasst. Ziel der palliativen Behandlung im

Evangelischen Hospital ist die Entwicklung eines Therapieplanes zur Stabilisierung des Allgemeinzustandes bei weitestgehender Symptomreduzierung, als Voraussetzung zur Entlassung des Patienten nach Hause, in ein Hospiz oder in eine andere Pflegeeinrichtung.

Probleme der Mitteilung von Schmerzen

Das Ziel der Schmerztherapie ist eine möglichst weitgehende Reduzierung der vom Patienten empfundenen Schmerzen. Die eingesetzten Schmerzmittel richten sich nach der Art und dem Ort des Schmerzes, nach den Umständen seines Auftretens und dem empfundenen Ausmaß des Schmerzes. Der Patient kann seine Schmerzen jedoch nicht immer mitteilen. Selbst bei dem Patienten, der bei Bewusstsein ist, können sich bei der sprachlichen Kommunikation über Schmerzen Schwierigkeiten ergeben.

Viele Patienten können den Ort des Schmerzes kaum oder nur vage angeben. Das ist nachvollziehbar: Ein Schmerz kann zu Verspannungen führen, die an weiteren Stellen weh tun. Eine Schmerzwahrnehmung kann sich im Körper ausbreiten, kann ausstrahlen ohne sich klar eingrenzen zu lassen.

Um die Art des Schmerzes zu beschreiben, fehlt vielen Patienten die Sprachkompetenz. Selbst mit einer angebotenen Auswahl an Beschreibungen wie „stechend, brennend oder dumpf“ kann der empfundene

Schmerz nicht immer näher beschrieben werden. „Ich weiß auch nicht, ein Schmerz ist es halt“, antwortete mir letzthin ein Patient auf die Nachfrage, wie sich denn der Schmerz anfühle. Vielleicht ist er nicht gewohnt, nach der Art seines Schmerzes gefragt zu werden, ihm fehlen für diesen Fall die Worte. Häufig erleben Patienten ein unangenehmes Körpergefühl, für das ihnen Begriffe fehlen, der Begriff „Schmerz“ aber noch der naheliegendste wäre: „Aber es ist nicht so richtig Schmerz, es ist halt unangenehm.“ Biete ich in diesem Fall die Begriffe „Missempfindung“ oder „Empfindlichkeit“ an, werden sie vom Patienten als zutreffender angenommen.

An die Umstände des Auftretens von Schmerzen kann sich der Patient während der ärztlichen Visite häufig nicht erinnern. Eine Patientin hat beim Aussteigen aus dem Bett auf den Toilettenstuhl einen ausgeprägten Spannungsschmerz in den ödematös angeschwollenen Beinen. Während der Visite liegt sie im Bett und hat keine Schmerzen. Auf Nachfrage des Arztes gibt sie an, schmerzfrei zu sein. Ein Patient mit krankheitsbedingten Merkfähigkeitsstörungen kann sich nicht mehr an die Schmerzen erinnern, die er vor kurzer Zeit beim Sitzen im Rollstuhl hatte. Eine Patientin vermeidet die schmerzhafte Bewegung eines Armes, greift deshalb so selten wie möglich zum Trinkglas. Da sie sich wegen ihrer Schmerzen nicht meldet, werden diese erst „entdeckt", als sie über Mundtrockenheit klagt und von der Pflegekraft aufgefordert wird, häufig kleine Schlucke Wasser zu trinken. Das könne sie nicht, wegen der Schmerzen im Arm.

Subjektives Schmerzempfinden

Die Mitteilung des Schmerzmaßes hängt von vielen Bedingungen ab: Manche Patienten glauben, sie müssten erst ein gewisses Quantum an Schmerz erleiden, bevor sie ein Schmerzmittel erhalten dürfen, sie melden sich erst, wenn der Schmerz unerträglich wird. Andere haben Angst vor Nebenwirkungen der Medikamente oder Angst vor Abhängigkeit und sie bagatellisieren ihre Schmerzen verbal, während ihr Körperbild starke Schmerzen signalisiert.

Bei anderen Patienten habe ich den Eindruck, sie hoffen über die Mitteilung des Schmerzes Aufmerksamkeit zu erhalten, die ihnen anderweitig versagt zu sein scheint, sie melden sich bevorzugt in Anwesenheit von Besuchern wegen Schmerzen. Nur wenige Patienten vermitteln mir den Eindruck, dass sie über die Prinzipien der Schmerztherapie bereits informiert sind, diese auch verstanden haben und bereit sind, sich bereits bei leichten Schmerzen zu melden. Das Leid lässt sich nicht messen: Zwei Patienten mögen ihren Schmerz auf einer Skala von eins bis zehn bei fünf angeben. Dieser „gleiche" Wert bedeutet für den einen Patienten, dass er leidet und ein zusätzliches oder stärkeres Schmerzmittel wünscht, während ein anderer Patient sich bei diesem von ihm genannten Wert noch relativ wohl fühlt und keine Intervention wünscht. Der gleiche „objektive Wert" hat subjektiv unterschiedliche Bedeutung. Entscheidend für das Maß der Intervention ist nicht der scheinbar objektive Skalenwert, sondern das darüber hinaus im Gespräch und in der Beobachtung ermittelte Schmerzerleben, das Maß des Leidens dieses Patienten.

Körperliche Kommunikation

Neben der verbalen Kommunikation gibt es die Körpersprache, die sich während der Durchführung der Basis- bzw. Grundpflege entfaltet. Wenn die Pflegekraft den Patienten berührt und bewegt, können dadurch Schmerzen und andere Beschwerden ausgelöst, entdeckt und thematisiert werden. Hier kann sich der Schmerz in seiner praktischen Beeinträchtigung der Lebensqualität zeigen: durch Äußerungen und Kommentare des Patienten zur pflegerischen Handlung, durch Anspannungen im Körper des Patienten und Bewegungseinschränkungen, durch Veränderungen des Atembildes und des Pulses sowie Veränderungen der Hautoberfläche (Blässe, Schweiß). Alle sinnlich erfahrbaren Zeichen können aber auch auf etwas anderes hinweisen, zum Beispiel auf Angst.

Durch die kontinuierliche pflegerische Betreuung, durch Beobachtung, verbale und körperliche Kommunikation (Berühren und Bewegen) sammeln Pflegekräfte eine Vielzahl und Vielfalt von Daten über das Leid des Patienten. Diese Daten stehen dem gesamten therapeutischen Team zur Verfügung und bilden einen wichtigen Kontext, innerhalb dessen die jeweils beim einzelnen Kontakt ermittelten Daten interpretiert werden können. In der Grund- bzw. Basispflege werden die Beschwerden des Patienten beobachtet, wird zeitnah pflegerisch oder medikamentös interveniert, wird die Wirkung der Intervention überprüft. Das im palliativmedizinischen Bereich tätige Pflegepersonal muss sich dessen bewusst sein, dass die Grund- bzw. Basispflege die Grundlage der Symptomkontrolle bildet. Aus diesem Bewusstsein heraus kann der Wert der gewonnenen Daten erkannt, können Daten systematisch gesammelt und angemessen dokumentiert werden.

Die Schmerztherapie, wie die Symptomkontrolle, ist so gut wie die Kommunikation im therapeutischen Team. Auch der Patient gehört zum therapeutischen Team. Wie das eingangs geschilderte Beispiel zeigt, kann durch eine Verbesserung der Kommunikation, in diesem Fall durch eine besondere Form der körperlichen Kommunikation, zwischen Pflegekraft und Patientin die Lebensqualität der Patientin verbessert und ein Teil der vorher benötigten Medikamente, einschließlich ihrer Nebenwirkungen, überflüssig gemacht werden.

Da gibt es nichts zu lachen

Humor in der Palliativen Pflege

Aus: Dr. med. Mabuse Nr. 136,
März/April 2002, S. 35–38.

Dieser Artikel hat nach wie vor eine große bleibende Bedeutung für mich: ich konnte über einen einigermaßen erträglichen Umweg alltägliche berufliche Erfahrungen ansprechen, die „im Feld" eher nicht zur Sprache kommen und zu der mir kaum Veröffentlichungen bekannt waren und sind: über Belastungen durch und den Umgang mit Erfahrungen des Misslingens und Scheiterns in der Pflege. Dabei gehören diese Erfahrungen zum pflegerischen Alltag. Ich war nicht lustig gestimmt, als ich meine Gedanken über Humor in der palliativen Pflege sammelte.

Herr A. ist unheilbar an Krebs erkrankt. Die Metastasen in der Wirbelsäule haben seinen Unterleib gelähmt. Das Gesäß ist mit tiefen Druckgeschwüren verwundet. Bei jeder Lageänderung hat Herr A. starke Schmerzen. Metastasen in der Lunge beeinträchtigen die Atmung erheblich. Herr A. erlebt seine Situation bei vollem und klarem Bewusstsein. Als ich Herrn A. neulich zu Beginn meiner Schicht begrüßte und mich

nach seinem Befinden erkundigte, antwortete er mir „Danke, ich kann klagen." Wir mussten beide lachen. Er hatte ja so Recht.

Ich bin Krankenschwester im Evangelischen Hospital für palliative Medizin in Frankfurt am Main. Im Evangelischen Hospital werden Krebs- und AIDS-Patienten im fortgeschrittenen Stadium der Erkrankung medizinisch, pflegerisch, psychosozial und seelsorgend betreut. Herr A. ist einer meiner Patienten. Wie alle Patienten im Hospital leidet Herr A. an zahlreichen durch die Krebserkrankung verursachten Beschwerden. Er hat Gründe genug, über sein Leid zu klagen. Herr A. kann tatsächlich gut klagen. Er stellt mir sein jeweiliges Leid deutlich dar, so dass ich konkrete Anhaltspunkte habe, um angemessene Maßnahmen zur Linderung seiner Beschwerden zu ergreifen. Nicht jedes Leid lässt sich lindern. Die Klage über das Leiden, scheint mir, bringt aber häufig genug auch schon eine Erleichterung.

Die Verkehrung der geläufigen, oft gedankenlos dahergesagten Antwortfloskel „Danke, ich kann nicht klagen" durch Herrn A. in eine formal positive Aussage, verursachte bei mir Verblüffung. Die Aussage „Danke, ich kann klagen" signalisiert ein Bewusstsein für sein Leiden, sowie die Kompetenz, sich mit seinem Leiden offensiv auseinanderzusetzen, sich mitzuteilen und dadurch Unterstützung zu holen. „Danke, ich kann klagen“ ist in diesem Zusammenhang auch inhaltlich eine positive Aussage. Das Wortspiel ist ein kreativer Akt, der Inhalt signalisiert eine konstruktive Haltung. Trotz allem Leid. Herr A.s Antwort reizte mich zum Lachen. Herr A. hat Humor.

Sowohl Lachen als auch Klagen führen zu einer Entspannung und bieten damit eine Erleichterung im Leiden an, auch wenn die Ursache des Leidens nicht behoben werden kann. Manchmal kann sich ein Klagen in ein Lachen entwickeln: Frau B. hatte keinen Grund zum Lachen, fortschreitende Knochenmetastasen bereiteten ihr, trotz wiederholt angepasster Schmerztherapie, immer wieder an neuen Stellen ihres Körpers Schmerzen. Durch die starken Schmerzmittel bekam sie eine sehr hartnäckige Verstopfung. Mehrere Knochenbrüche beeinträchtigten sie in der ihr sehr wichtigen Selbständigkeit. Frau B. beklagte ihren Zustand, vor allem den immer wieder erneut drohenden Verlust ihrer Selbstständigkeit, aus vollem Herzen. Ihr Gesicht war zerfurcht von Klagefalten. Nach ausgiebiger Beschreibung ihres bedauerswerten Zustandes verblüffte sie mich bisweilen durch eine Umsortierung ihrer Gesichtsfalten in ein Lächeln und sie kam zu einer Bemerkung wie „Ist es nicht zum Lachen?“, „Ist es nicht absurd?“ Frau B. hat Humor.

Wie hältst du das bloß aus?

„Wie hältst du das bloß aus“, fragen mich immer wieder Freunde und Bekannte. In der Tat, als Krankenschwester in der palliativen Pflege tätig, bin ich hohen Anforderungen ausgesetzt. Ich habe mit schwer leidenden Patienten und deren Angehörigen, belastenden Krankheitsbildern, oft schwierigen Arbeitsbedingungen, belasteten KollegInnen und nicht zuletzt mit meinen eigenen Grenzen und Unzulänglichkeiten zu tun. Auch ich habe Grund genug, um zu klagen.

Einen umfangreichen Teilbereich der palliativen Betreuung nimmt das medizinische und pflegerische Management menschlicher Ausscheidungen ein. Diesem Bereich sind in seiner sinnlichen Drastik und Unausweichlichkeit von allen im Hospital tätigen Berufsgruppen hauptsächlich die Pflegekräfte ausgesetzt. Durch kompetent und sensibel ausgeführtes Handwerk sichern wir die Menschenwürde und Lebensqualität der Patienten. Trotz aller in diesem Bereich erworbenen Fachkenntnis ekeln mich nach wie vor eine Reihe von krankheitsbedingten Gerüchen und Ausscheidungen der von mir betreuten Patienten an. Zum Beispiel können zerfallende Krebsgeschwüre den widerwärtigsten Gestank entwickeln. Darüber kann ich gut klagen. Seit Jahrzehnten im Pflegeberuf tätig, muss ich zugeben, dass das durch üblen Geruch verursachte Ekelgefühl nicht nachlässt.

In unserem Pflegeteam wenden wir verschiedene Methoden der Geruchsreduzierung an und erproben neue. Mancher Versuch geht daneben: ein wohlriechendes Aromaöl kann mit einem Wundgeruch zusammen eine ganz üble neue Geruchsmischung bilden; die erfolgreich geruchsbindende Weihrauchwolke löste als Nebenwirkung bedauerlicherweise Feueralarm aus und die Feuerwehr stand vor der Tür. Unsere Methoden können unzulänglich sein, unsere Versuche scheitern. Wenn alles nichts hilft, gönne ich mir im Kreise meiner KollegInnen die herzhafte Klage über das jeweils aktuelle ekelerregende Ereignis und Substrat, solange, bis es uns zum Lachen reizt. So ist schon manche Last nicht leichter, aber durch Mit-Teilung tragbar geworden. Wer lacht, hat sich mit der Wirklichkeit konfrontiert und auseinandergesetzt. Wenn ich mich mit der Wirklichkeit meiner Gefühle nicht konfrontieren möchte, kann ich von meiner Phantasie überwältigt werden: von idealistischen Vorstellungen meines Berufes, irrealen Erwartungen und überzogenen moralischen Ansprüchen an mich und meine Umgebung.

Es gibt Zustände, die ich ändern kann und es gibt Zustände, die ich nicht oder vorerst nicht ändern kann. Ich kann aber meine Einstellung, meine Haltung zu den Zuständen verändern. Eine Haltungsänderung besteht schon darin, mir diese Zustände genau anzusehen und sie zu beschreiben. Die Voraussetzung für

Humor ist der Mut zur Wirklichkeit. Die Wirklichkeit ist in dem Arbeitsbereich der palliativen Pflege sowohl für den Patienten, als auch für die Pflegekraft oft eine unangenehme und schmerzhafte Erfahrung: Trauer, Scham, Ekel, Angst, Verhaltensunsicherheit, Hilflosigkeit. Humor gibt mir die Möglichkeit, diese Erfahrung zu akzeptieren und zu ertragen und die Freiheit, neue Gedanken und Verhaltensweisen auszuprobieren.

Humor als Gegenmittel zur Angst

Ich kann nicht nur klagen über die Belastung durch physische Ausscheidungen; ähnlich belastend, aber nicht so gut greifbar, sind „psychische Ausscheidungen" meiner Patienten, wie Angst, Wut, Depression. In der palliativen Pflege erleben wir häufig sehr angstbesetzte Situationen: Zum Beispiel leidet ein Patient unter akuter Luftnot und hat Angst. Angst verursacht Anspannung und flache Atmung, dadurch verschlimmert sich das Gefühl der Luftnot. Atemmuster und Spannung können sich durch den berufsbedingt intensiven Körperkontakt von Patient zur Pflegekraft übertragen. Die Angst des Patienten ergreift den Körper der Pflegekraft. Flache Atmung, schneller Puls, hektische Bewegungen sind das körperliche Ergebnis, dass wieder zurückwirkt auf den Patienten und seine Beunruhigung verstärkt. Die Kumulation der Angstspannung wird für alle Beteiligten sehr erschöpfend. Dieser

Zusammenhang kann aber ebenso in der körperlichen Gegensteuerung therapeutisch genutzt werden. Es hat keinen Sinn, den Patienten aufzufordern „Entspannen Sie sich", wenn man selber angespannt ist, oder ihm zu sagen „Haben Sie keine Angst", wenn man Aggression ausstrahlt. Ist die Pflegekraft entspannt, erübrigt es sich, verbal zur Entspannung aufzufordern, der Patient kann körperlich von der Entspannung „angesteckt" werden. Angst steckt an, Humor auch.

In Notfallsituationen setze ich humorvolle Äußerungen gezielt ein, um selber entspannt zu bleiben. Vorzugsweise mache ich mich über eigene Ungeschicklichkeiten lustig, da muss ich nicht lange nach einem Anlass suchen. Es geht mir in diesem Fall nicht darum, den Patienten zum Lachen zu bringen, sondern selber entspannt zu werden und dass sich meine entspannte Haltung auf ihn überträgt. In diesem Zusammenhang bewährt sich auch eine gut gepflegte humorvolle Atmosphäre innerhalb des Teams, auf die man – nicht nur – im Notfall zurückgreifen kann.

Frau C. lag im Sterben. Sie war sehr verschwitzt. Gemeinsam mit meinem Kollegen wuschen wir die Patientin und zogen ihr ein frisches Nachthemd an. Als wir die feuchte Bettwäsche wechselten und ich sie gerade auf eine Seite legen wollte, hörte Frau C. auf zu atmen. Ich hielt sie im Arm und spürte, wie ihr Herz raste. Frau C. starb jetzt und hatte vermutlich Angst.

Sie war nicht mehr bei Bewusstsein. Für lindernde Medikamente war es zu spät. Das Herzrasen der Frau schien sich auf mich zu übertragen. Ich spürte Angst in mir. Panik. Mein Kollege bewegte sich hektisch. Räumte das Zimmer auf. Totengerecht. Frau C. lebte aber noch. Panik schien sich im Raum auszudehnen. Ich fühlte mich sehr unsicher. Für welches Verhalten sollte ich mich entscheiden? Ich beschloss, bei der sterbenden Frau zu bleiben und der Panik etwas entgegenzusetzen: Ich nahm das groteske Verhalten meines Kollegen zum Anlass, um mit Frau C. im Arm über Männer herzuziehen „Die spinnen, die Männer ..." Ich wusste, dass Frau C. sich von Ehemann und Söhnen verlassen fühlte und ich konnte darauf bauen, dass mein Kollege viel Humor hat und hoffte, dass er mir meine Tiraden noch an Ort und Stelle verzeihen würde. Meine Klage über Männer im Allgemeinen und meinen Kollegen im Besonderen entspannte mich deutlich. Mein Kollege schien verblüfft über die in der vorhandenen Situation nicht erwarteten Inhalte meiner Ansprache, unterbrach seine hektische Betriebsamkeit und kommentierte meine Rede. Wir mussten über uns lachen. In der Korrespondenz des Grotesken entwickelte sich eine Art kurioser Harmonie zwischen uns drei Anwesenden. Ich behielt Frau C. noch eine Weile im Arm, nachdem ihr Herz aufgehört hatte zu schlagen. Allmählich breitete sich Ruhe aus im Raum.

Was zwischen meinem Kollegen und mir funktionierte, war abhängig von unserer Beziehung. Wir kannten uns, wir wussten, was wir uns zumuten konnten, wir hatten schon oft gegenseitig über uns gelacht. Wir hatten eine humorvolle Beziehung, in der wir eine gemeinsame Verarbeitung dieser belastenden Situation entwickeln konnten. Die Humorresonanz zwischen uns funktionierte. Kennt man sich nicht gut genug, können humorvoll gemeinte Äußerungen aber auch „daneben gehen“ und zu verstärkter Anspannung führen. Da bedarf es dann einer ernsthaften Abklärung.

So wie Angst das Denken lähmen kann, kann Humor kreatives Denken im Team auslösen. Humorvolle Kollegen haben eine stabilisierende Wirkung auf das Team, sie mobilisieren und verbessern physische, psychische und mentale Ressourcen.

Humor als Grundhaltung

Vor der partnerschaftlichen Entfaltung des Humors in belastenden Situationen kommt jedoch die individuelle Auseinandersetzung mit unangenehmen Erfahrungen. Der Pflegeberuf bietet hier ein unerschöpfliches Reservoir an. Eine alltäglich von mir erlebte unangenehme Erfahrung ist die gescheiterte, misslungene Handlung. Die eigene Unzulänglichkeit, und sie steht mir jederzeit zur Verfügung, ist gleichermaßen Quelle der Frustration und der Komik. Hier kann ich damit beginnen, eine humorvolle, das heißt mir meine Unzulänglichkeit verzeihende Haltung zu entwickeln. Ich erlaube mir, dass ein Pflegeplan misslingt, ich erlaube mir, dass ein Mobilisierungsversuch scheitert. Humor ist in diesem Zusammenhang nicht zwingend ein witziger oder komischer Akt, sondern eine alltägliche Grundhaltung. Ich bleibe handlungsfähig, da ich trotz wiederholt erfahrenen Misslingens nicht resigniere. Durch die humorvolle Haltung meiner eigenen Unzulänglichkeit gegenüber gewinne ich einen neuen Ausgangspunkt zur Betrachtung der Unzulänglichkeiten meiner Umgebung. Ich gewinne die Chance zu lachen.

Der Alltag des Pflegeberufs ist bisweilen grotesk. Immer wieder bin ich konfrontiert mit der scheinbaren Vergeblichkeit allen Bemühens: Herr D. ist sehr schwach und braucht viel Hilfe bei der Körperpflege. Ich habe ihn aufwendig gepflegt und das Bett frisch bezogen, abschließend erbricht er sich über Körper und Bett. „Ich bin eben wie Ebbe und Flut" meinte Herr D., nachdem er seinen Mund gespült hatte. Er ist erleichtert. Ich muss lachen, wasche ihn wieder und erneuere die Bettwäsche nochmals. Mir fehlt dadurch jedoch die Zeit für eine nächste geplante Pflegehandlung. Ich muss sie unerledigt meinen KollegInnen der nächsten Schicht überlassen.

Bei der einfachen Beschreibung der alltäglichen Arbeitsrealität im Rahmen der Pflegeübergaben finden meine KollegInnen und ich täglich viele Anlässe zum Lachen. Voraussetzung dafür ist jedoch ein Team, das bereit ist, sich die Wirklichkeit der Arbeit anzusehen und die Übergabe nicht als „Leistungsschau" pflegt, sondern als Forum der Problembearbeitung akzeptiert. Der Pflegealltag ist geprägt von Erfahrungen des Scheiterns. Wir sind Profis im Umgang mit vergeblichem Bemühen.

Im Pflegeteam des Evangelischen Hospitals wird viel gelacht, streckenweise bis zur ausschweifenden Albernheit. Innerhalb des Teams lassen sich auch hilfreiche Formen des entlastenden Humors entwickeln, die nicht zwingend freundlich und verzeihend sein müssen, sondern ihre entlastende Wirkung durch den „Biss" gewinnen. Insbesondere berufspolitische Fragen betreffend, bieten sich Ironie und Sarkasmus an. Das Lachen über eine entlarvende Beschreibung soziokultureller und berufspolitischer Realität ändert zwar zunächst noch nichts an den Zuständen, kann aber zu einer vorübergehenden Entlastung und Entspannung führen und das Bewusstsein sensibilisieren für Ansätze zur Veränderung.

Humor kann sich infektiös ausbreiten. Gelingt mir erst selber eine humorvolle Grundhaltung, so kann ich auch Humorressourcen bei Patienten, Angehörigen und Teammitgliedern aktivieren. Wie ich durch Herrn A. erfuhr, funktioniert das aber auch in die Gegenrichtung: „Danke, ich kann klagen." Wir konnten gemeinsam lachen. Nachdem wir seine aktuellen Probleme besprochen und bearbeitet hatten, hat Herr A. übrigens ruhig und entspannt die Nacht durchgeschlafen. Herr A. kann klagen, er musste es aber nicht.

Pflegepraktische Aspekte der Begleitung von Angehörigen krebskranker Sterbender

Artikelserie – Teil 1

Aus: Dr. Med. Mabuse Nr. 138,
Juli/August 2002, S. 53–57;

In den folgenden drei Artikeln hatte ich mich für ein Thema entschieden, dass mir seinerzeit unter den Nägeln brannte: die Begleitung von Angehörigen Sterbender. Zur damaligen Zeit gab es nur wenige deutschsprachige Veröffentlichungen zu Themen der palliativen Pflege. Diese Serie fand daher überregional große Resonanz. Nachfolgend wurde ich von mehreren Institutionen zu Workshops eingeladen. Insbesondere entstand ein intensiver Kontakt zum damals noch von Christoph Student geleiteten Hospiz Stuttgart. Diese Texte und meine Vorträge wurden damals in das Palliative Care Programm des Hospiz Stuttgart aufgenommen. Außerdem bekam ich den Auftrag von Herrn Student, einen Beitrag zu gestalten zum Stichwort „Angehörige".* Später kam vom Thieme Verlag der Auftrag, einen Beitrag zu verfassen zum

* In: Sterben, Tod und Trauer – Handbuch für Begleitende, Johann-Christoph Student (Hrsg.), Herder Verlag Freiburg 2004, S. 30–36.

Thema Angehörige im klinischen Palliative-Care-Bereich – Elementarer Bestandteil der Palliative Care.*

Auch wenn es inzwischen viel mehr Veröffentlichungen gibt zu dem Themenbereich der Begleitung Angehöriger Sterbender, so bleibt die Begleitung Angehöriger in der palliativen pflegerischen Alltagspraxis nach wie vor eine sehr große Herausforderung, die Pflegende immer wieder an ihre Grenzen bringt.

---

* In: Lerneinheit 17 – Palliative Care, Certified Nurse Education 5.2008, Thieme Verlag, S. 9–11.

„Wie wird das sein, wenn er stirbt?"

Seit zehn Jahren arbeite ich als Krankenschwester im Bereich der stationären palliativen Pflege. Ich betreue Menschen, deren Erkrankung nicht mehr heilbar ist. Der Tod ist ein vertrauter Bestandteil meines Arbeitsalltags geworden. Manchmal bin ich dann verblüfft, wenn mir 60-jährige Töchter und Söhne ihrer über 80-jährigen sterbenden Mütter oder Väter sagen: „Ich habe noch nie einen Sterbenden gesehen, wie wird das sein, wenn er stirbt, wie erkenne ich, dass mein Vater tot ist?"

Viele Angehörige unheilbar kranker und sterbender krebskranker Menschen haben häufig keine Vorerfahrung mit Sterben und Tod, wissen nicht, was sie sinnlich, praktisch und emotional erwartet. Einige haben bereits früher Familienmitglieder oder Freunde durch eine Krebserkrankung verloren. Bisweilen schildern sie mir die belastenden Erinnerungen an ihre Zeugenschaft unerträglicher Schmerzen und die Erfahrung eines unmenschlichen und entwürdigenden Krankenhausbetriebes. Beängstigende Phantasien drohen sie zu überwältigen.

Viele Angehörige möchten den ihnen nahe stehenden Sterbenden begleiten, sie ziehen sich jedoch oft nach kurzem Aufenthalt von dem Sterbenden zurück, mit der Begründung „Sie kriegt ja doch nichts mehr mit“ oder „Ich kann ja doch nichts mehr für ihn tun“. Viele versinken in Sprachlosigkeit, möchten am liebsten flüchten („Ich halte das nicht mehr aus“) und erwarten vom Pflegepersonal, dass sie benachrichtigt werden, wenn „es dann so weit ist“. Von „Sterben“ und „Tod“ wird in der Regel nicht gern gesprochen. Wenn „es dann so weit ist“, wenn ein Mensch in den letzten Zügen liegt und verstirbt, gibt es bei den Angehörigen meistens keine Vorstellung darüber, was mit dem Leichnam selbst („das kann ich nicht“) und was organisatorisch zu tun ist. Aus fehlender Erfahrung und daraus resultierender Angst und Unsicherheit wird der Sterbende von seinen Angehörigen einer Institution und ihren Vertretern überlassen.

Soziokulturelles Defizit

Es handelt sich bei dieser Verhaltensunsicherheit um ein soziokulturelles Defizit. In einer kulturell gemischten Stadt wie Frankfurt am Main erlebe ich in unserem Krankenhaus auch andere Kulturen, zum Beispiel südeuropäische oder muslimische Familien, aber auch die gay community, der Freundeskreis homosexueller AIDS-Patienten, die wesentlich erfahrener wirken und gut organisiert sind im Umgang mit ihren sterbenden Angehörigen. Die von Angehörigen dieser Kulturen praktizierte kollektive Begleitung des Sterbenden hilft gegen die Angst und die Überforderung des vereinzelten Begleiters, die Ausübung kulturell entwickelter Rituale hilft, die schwierige Situation zu „handhaben".

Die Statistik zeigt, dass von den in unserem Krankenhaus verstorbenen Patienten etwa 80 % im Laufe der Nacht sterben. Am Sterbebett stehen neben den Angehörigen in der Regel nicht der Arzt und nicht der Seelsorger, sondern die Pflegekraft. Pflegekräfte sind auch die nächststehenden Zeugen des soziokulturellen Defizits in der Begleitung Sterbender. Pflegekräfte haben praktische Erfahrung im Umgang mit Sterbenden und großen, unmittelbaren Einfluss auf deren Angehörige. Was Pflegende zu wenig haben ist die Zeit, Angehörigen Praxisanleitung im Umgang mit Sterbenden zu vermitteln, soziokulturelle Entwicklungshilfe zu leisten.

Gibt es in den Familien und Partnerbeziehungen unbearbeitete zwischenmenschliche Konflikte, wird das Thema „Tod" entweder verdrängt oder der Tod „heimlich" und mit schlechtem Gewissen herbeigesehnt, können Angehörige mit der Begleitung des Sterbenden völlig überfordert sein. In diesen Fällen halte ich es für sinnvoller, die Sozialarbeiterin, den Seelsorger oder die ÄrztInnen des Krankenhauses auf meine Einschätzung aufmerksam zu machen. Hier ist die psychosoziale und seelsorgerische Begleitung des interdisziplinären Teams gefragt. Als Pflegekraft kann ich nur denjenigen Angehörigen praktische Unterstützung im

Rahmen meiner pflegerischen Kompetenz anbieten, die das auch wünschen.

In der Darstellung praktischer Aspekte der pflegerischen Begleitung von Angehörigen sterbender Krebspatienten gehe ich von „typischen" Äußerungen der Angehörigen aus, mit denen sie ihre Unsicherheiten formulieren. Basierend auf meinen Erfahrungen möchte ich darstellen, welche praktische Unterstützung ich als Pflegekraft den Angehörigen geben kann. Das Ziel meines pflegerischen Kontaktes zu Angehörigen ist die Vermittlung von Kompetenz im Umgang mit dem Sterbenden. Ich gebe ihnen damit eine soziokulturelle Verantwortung zurück, die indirekt von den Angehörigen an mich als „Sterbebegleitungsprofi" delegiert wurde. Die soziokulturelle Verantwortung für die Gestaltung des eigenen Sterbens und das seiner Angehörigen obliegt jedem Mitglied der Gesellschaft.

Die Frage nach dem Todeszeitpunkt

Sehr häufig haben die Angehörigen Sterbender den Wunsch, beim Herannahen des Todes anwesend zu sein. Diese Anwesenheit erfordert in der Regel eine Planung und Organisation anderer Lebensumstände (Arbeit und Haushalt, Kinder, andere Pflegebedürftige in der Familie, eigene Ruhezeiten). Als Pflegekraft werde ich oft um meine Einschätzung des zu erwartenden Todeszeitpunktes gebeten. Das wird aber selten in dieser ausgesprochenen Klarheit formuliert. Die meisten Angehörigen möchten gerufen werden, „wenn sich der Zustand verschlechtert" oder „im Notfall". Um mich zu vergewissern, frage ich konkret zurück, ob mit diesen Äußerungen gemeint ist „wenn der Eintritt des Todes abzusehen ist". Das ist in der Regel gemeint. Manchmal ist aber auch gemeint, dass eine Benachrichtigung erst nach Eintritt des Todes erfolgen soll. Bei der Nachfrage ist es mir wichtig, das Wort „Tod" auszusprechen. Dieser Begriff wird, ebenso wie das Verb „sterben", von Angehörigen in der Regel gemieden. Nach meiner Erfahrung ist ein unausweichlicher Schrecken besser zu handhaben, wenn ich ihn beim Namen nenne.

Wie bereits erwähnt, sind die meisten bei uns im Krankenhaus verstorbenen Patienten im Laufe der Nacht gestorben. Wenn ich zu Beginn der Nachtschicht absehen kann, dass ein Patient wahrscheinlich in der kommenden Nacht sterben wird, benachrichtige ich die Angehörigen so früh wie möglich, damit sie, falls gewünscht, ihre Anwesenheit im Krankenhaus organisieren können. Vieles muss bedacht werden: die Entfernung des Wohnortes vom Krankenhaus, die zur Verfügung stehenden Transportmittel, die Organisation der Versorgung von Kindern und anderer pflegebedürftiger Personen in der Familie, rechtzeitige Benachrichtigung des Arbeitgebers, psychische und physische Belastbarkeit der Angehörigen. In einer multikulturellen Stadt wie Frankfurt müssen außerdem die speziellen Anforderungen und Konsequenzen einer Sterbebegleitung von Angehörigen eines anderen Kulturkreises berücksichtigt werden.

Oft braucht der sterbende Patient nur noch wenig pflegerische Unterstützung. Dagegen bedürfen Angehörige umso mehr der Zuwendung und des unterstützenden Gesprächs. Dies gilt insbesondere dann, wenn sie „zu spät" kommen, ihr Angehöriger bei ihrer Ankunft bereits verstorben ist oder wenn sie „zu früh" kommen, ihr Angehöriger nicht, wie erwartet, in absehbarer Zeit verstirbt. In diesem Fall sind die Begleiter übermüdet, müssen ihren Alltag neu organisieren, trauen sich nicht zu schlafen, aus Angst, den Todeszeitpunkt dann doch noch zu verpassen.

Sterben ist ein körperlicher und ein seelischer Prozess

Lange Zeit habe ich die an mich herangetragene Bitte um prognostische Einschätzung der noch verbleibenden Lebenszeit als großen Stress empfunden. Ich habe mich sehr bemüht, die physischen Kriterien des herannahenden Todes immer genauer zu beobachten, um zu einer möglichst genauen Einschätzungen des zu erwartenden Todeszeitpunktes zu kommen. Immer wieder haben mich meine Patienten verunsichert durch ihr, meiner Einschätzung nach, „vorzeitiges" oder „verspätetes" Ableben.

Eine Beobachtung brachte mich weiter: Der Zustand von Patienten, deren Allgemeinzustand sich unter palliativer Therapie erfreulich stabilisiert hatte, so dass eine verbleibende Lebenszeit von mehreren Wochen, vielleicht sogar Monaten, realistisch erschien, verschlechterte sich plötzlich und rapide und sie verstarben binnen weniger Tage, wenn ihnen die geplante Verlegung in ein Pflegeheim angekündigt wurde. Diese erschreckend häufig gemachte Beobachtung brachte mich auf die Idee, dass es seelische Auslöser für das Sterben geben kann, dass ein Mensch sich aufgeben kann. Diese Idee fand ich bestätigt durch die Beobachtung ihres Gegenstückes: Patienten, deren Körper kaum mehr Lebenskräfte zu enthalten schien, lebten dennoch weiter mit körperlich fast unerklärlichen Ressourcen. Manchmal war es dann der Besuch eines lange vorher erwarteten Menschen, manchmal ein Geburtstag, der noch miterlebt werden wollte, manchmal waren es Worte, die noch gesprochen werden mussten; manchmal waren es die einzigen fünf Minuten, in denen der Begleiter eines ununterbrochen „bewachten" Sterbenden zur Toilette musste, die vermutlich den Auslöser gaben, die äußeren Bedingungen für die Seele schafften, sodass der Tod zugelassen werden konnte.

Als ich verstand, dass das Sterben sowohl ein körperlicher, als auch ein seelischer Prozess ist, war es mir möglich, ohne Stress und Frustration meinen Teil der

Prognose zu stellen. Der Todeszeitpunkt bestimmt sich mithin aus den Möglichkeiten des Körpers und der Bereitschaft der Seele. Diesen Zusammenhang erkläre ich den Angehörigen, die mich um eine Prognose bitten. Gemäß meinem Fachwissen und meiner beruflichen Erfahrung gebe ich ihnen eine Einschätzung, in welchem Zeitraum ich den körperlichen Tod des Patienten erwarten würde. Dann weise ich sie auf ihr besseres Wissen über die Persönlichkeit, die Seele des Sterbenden hin. Dieses Wissen kann ihnen helfen, ein Gefühl für den möglichen Zeitpunkt des Todes zu finden. Ich ermuntere Angehörige, Vertrauen in den Sterbenden zu haben, seine „Bedingungen“, die wir oft nur vermuten können, zu akzeptieren. Nach diesem Gespräch können Angehörige deutlich besser Entscheidungen über die Organisation ihrer Begleitung treffen.

„Er kriegt ja doch nichts mehr mit" – Kommunikation mit Sterbenden

Oft wirken Sterbende wie in einem tiefen Schlaf, aus dem sie nicht geweckt werden können. Sie reagieren weder mimisch noch gestisch auf Ansprache. Immer wieder verlassen Angehörige dann nach kurzer Zeit das Zimmer, verabschieden sich bei mir mit der Begründung: „Sie/er kriegt ja doch nichts mehr mit.“

Das dem begleitenden Beobachter wahrnehmbare Bewusstsein eines Sterbenden kann bis zum Eintritt des Todes klar oder in unterschiedlichem Ausmaß eingetrübt sein. Die Art und das Ausmaß der Bewusstseinseintrübung hängt von verschiedenen Faktoren ab: von krankheitsbedingten Stoffwechselveränderungen, der Hydrierung des Körpers, Veränderungen des Blutkreislaufs und der Sauerstoffversorgung des Gehirns. Phasen der Bewusstseinseintrübung können wechseln mit Phasen wachen und klaren Bewusstseins.

Es muss deutlich unterschieden werden zwischen Wahrnehmungs- und Reaktionsvermögen des Sterbenden. Aus verschiedenen Gründen mag der Sterbende nicht mehr in der Lage sein zu reagieren, dass bedeutet aber nicht, dass er seine Umwelt nicht mehr wahrnehmen kann. Das wird von Angehörigen oft verkannt, die beim Sterbenden über ihn, wie über einen Abwesenden sprechen. Hier greife ich ein und erkläre den Angehörigen: der Sterbende mag vielleicht den Sinn der an ihn gerichteten Worte nicht verstehen, aber er wird den vertrauten Klang wieder erkennen, die durch die Stimme erzeugten Vibrationen, wenn er bei der Ansprache berührt wird – ähnlich, wie ein Kind im Mutterleib die Stimme und die Stimmung der Mutter wahrnimmt. Ich ermuntere die Angehörigen, mit dem Sterbenden zu sprechen und ihn dabei mit den Handflächen zu berühren.

Wahrnehmbare Reaktionen

Atmung, Muskeltonus und Puls geben mir Hinweise auf das Befinden des Patienten. Bei aufmerksamer Beobachtung des scheinbar komatösen Sterbenden können Reaktionen festgestellt werden, die sich der oberflächlichen Betrachtung entziehen. Bei verbaler oder körperlicher Zuwendung kann ich kurzfristig Veränderungen der Atmung und des Muskeltonus, mittelfristig Veränderungen des Pulses beobachten.

Zunächst beobachte ich das „Atembild". Es gibt bestimmte Atemrhythmen, mit und ohne Pausen, mit unterschiedlicher Atemtiefe, mit verschiedenen begleitenden Atemgeräuschen, mit unterschiedlicher Beteiligung der Muskulatur von Kopf, Hals und Brustkorb. Die unterschiedlichen Atembilder geben mir Hinweise auf physische und psychische Prozesse im Körper des Sterbenden. Diese Prozesse können dem natürlichen Ablauf des Sterbens entsprechen oder aber Ausdruck für einen als belastend empfundenen Zustand sein. Entsprechend meiner pflegerischen Erfahrung werde ich das Atembild, beispielsweise als Ausdruck von Schmerz, interpretieren und, falls notwendig, angemessene Maßnahmen, beispielsweise Schmerzmittelgabe und Lageänderung, ergreifen. Das Atembild eines komatösen Sterbenden kann sich bei Ansprache verändern: Ich kann ein kurzes, „fragendes" Luftanhalten beobachten, Änderungen von Frequenz und Atemtiefe, ein Brummeln oder Seufzen. Alles das können Reaktionen auf meine Ansprache sein, die mir mitteilen: Der Sterbende nimmt mich wahr, er bekommt mit, dass ich mit ihm spreche. Bei einfühlsamem Kontakt kann man sogar feststellen, dass es Wechselwirkungen gibt zwischen dem Atemmuster des Sterbenden und dem des Begleiters. So kann sich die angespannte Atmung eines Sterbenden auf den Begleiter übertragen, aber auch umgekehrt die – vielleicht nur durch Konzentration erreichte – entspannte Atmung des Begleiters auf den Sterbenden übertragen.

Die Veränderungen des Pulses bei Ansprache sind nicht so deutlich zu spüren wie die der Atmung. Bei der kontinuierlichen Beobachtung des Pulses kann ich aber zumindest Tendenzen feststellen: ob sich der Patient beruhigen kann oder ob ihn eventuell etwas aufregt. Beim regelmäßigen Erspüren des Pulses übe ich in jedem Fall meine leibhaftige Einfühlung in den Sterbenden. Leibhaftige Einfühlung gilt auch für das Erspüren des Muskeltonus: Ich ergreife die rechte Hand des Sterbenden und lege seinen unbekleideten rechten Unterarm auf meinen unbekleideten rechten Unterarm. Ich umgreife seinen rechten Ellenbogen und lege seine Hand an meinen Oberarm. So habe ich eine große Kontaktfläche Haut an Haut zwischen uns hergestellt, die keinem von uns zu nahe geht, aber sehr viel Austauschfläche für Informationen und Kommunikation anbietet. Über diesen Kontakt spüre ich die Muskelspannung in Hand und Arm. Durch die Bewegung des Armes spüre ich die Spannung in der Schulter und im Oberkörper. Der Kontakt ist umfassend genug, um auch kleine Veränderungen in der Muskelspannung zu erspüren. Der Sterbende kann mir über seinen Körper mitteilen, ob er Schmerzen oder Angst hat.

Eine Glaubenssache

Je mehr Erfahrung ich durch den Kontakt mit Sterbenden gesammelt habe, desto mehr bin ich davon überzeugt, dass über den einfühlsamen Körperkontakt zu komatösen Patienten sehr differenzierte Informationen vermittelt werden können. Wenn ich unsicher darüber bin, was der Sterbende jetzt wollen könnte, ob er Zuwendung braucht oder allein sein möchte, hilft mir mein Vertrauen in mein „inneres Gespür": Ich berühre den Sterbenden wie oben beschrieben und lege seinen Unterarm auf meinen Unterarm oder berühre mit meiner Handfläche eine seiner Handflächen, schließe meine Augen, um mich besser konzentrieren zu können und frage ihn laut oder in Gedanken, was ich jetzt tun soll. Bei leibhaftiger Einfühlung in einen anderen Menschen können Gedanken und Gefühle bei den Kontaktpartnern erspürt werden!

Einer meiner Patienten lag im Sterben, er reagierte scheinbar nicht mehr auf Ansprache und hatte bereits die den unmittelbar bevorstehenden Tod ankündigende Schnappatmung. Als er, wenige Stunden vorher, noch sprechen konnte, hatte er immer wieder nach seiner Frau gerufen. Es war mir leider nicht gelungen, seine Frau telefonisch zu erreichen. Er hatte wiederholt Angst vor dem Alleinsein ausgedrückt und ich glaubte, er wolle nicht allein sterben. Die Phase der Schnappatmung zog sich – wie ich fand quälend und untypisch – lange hin. Mir kam der Gedanke, dass meine Anwesenheit ihn vielleicht beim Sterben störte. Ich stellte ihm innerlich die Frage, ob ich bei ihm bleiben solle. Ich spürte die Botschaft: „Lassen Sie mich allein." Ich verabschiedete mich von dem komatösen Sterbenden und verließ sein Zimmer. Nach wenigen Minuten kehrte ich zurück, unsicher über meine Entscheidung und gleichzeitig neugierig, ob ich die Botschaft richtig verstanden hatte. Der Patient atmete nicht mehr. Ich hatte ihn richtig verstanden. Wenn schon seine Frau nicht kam, so wollte er allein sein im Übergang vom Leben in den Tod. Meine Anwesenheit hatte ihn gestört.

Möglicherweise gibt es sogar Botschaften von Sterbenden, die ohne Körperkontakt übermittelt werden an Menschen, die der Einfühlung folgen: jede Pflegekraft, die schon längere Zeit in der Palliativmedizin arbeitet, kennt das unvermittelte Bedürfnis, außerplanmäßig nach einem Patienten zu schauen und findet ihn oder sie im Übergang vom Leben in den Tod vor. Ich glaube daran, dass dieser Patient uns „gerufen" hat, um bei diesem Übergang nicht allein zu sein.

Zum Glauben gehört der Zweifel. Die „inneren Botschaften" der Sterbenden können meine eigenen Projektionen oder Wunschvorstellungen sein. Zweifel und Unsicherheiten dürfen sein. Ich habe Vertrauen in die Sterbenden. Sie „wissen" mehr als ich, sie brauchen sich und anderen nichts mehr vorzumachen. Ich glaube an ihre inneren Botschaften. Wie bereits oben erwähnt, ist das Sterben ein körperlicher und ein seelischer Prozess. Ich aktiviere für den inneren Dialog meine Seele als Ressource, um seelische Botschaften empfangen zu können.

Ich ermutige aufgeschlossene Angehörige zu diesem inneren Dialog. „Er kriegt doch nichts mehr mit" gilt möglicherweise nie für einen Sterbenden, aber leider noch viel zu oft für unvorbereitete Angehörige.

„Schwester, Sie können das doch viel besser als ich"

Artikelserie – Teil 2

Aus: Dr. Med. Mabuse Nr. 139,
September/Oktober 2002, S. 45–49

Seit zehn Jahren arbeite ich als Krankenschwester im Bereich der stationären palliativen Pflege. Ich betreue Menschen, deren Krebserkrankung nicht mehr heilbar ist. Die Begleitung Sterbender ist mein Arbeitsalltag. Häufig erlebe ich, dass Angehörige krebskranker Sterbender sich nach kurzem Aufenthalt verabschieden mit der Begründung: „Ich kann ja doch nichts mehr für ihn/sie tun" oder mir zu verstehen geben, dass sie die Situation nicht mehr ertragen: „Ich halt' das nicht mehr aus, wie soll das nur weitergehen?"

Zur stationären Aufnahme in die Palliativbehandlung kommen schwerstkranke Menschen nicht nur mit medizinischen und pflegerischen Problemen, Patienten kommen auch, wenn Angehörige sie zu Hause nicht mehr betreuen können oder wollen. Bei anderen fehlt ein soziales Umfeld völlig. Durch meinen kontinuierlichen und nahen Kontakt zu Patienten und Angehörigen bekomme ich als Pflegekraft einen Eindruck von vorliegenden zwischenmenschlichen Problemen und Konflikten. Aus dieser Erfahrung heraus interpretiere ich die beiden oben genannten Äußerungen häufig auch als Rechtfertigung für den Rückzug aus einer Konfliktzone.

Mit diesem Rückzug verbunden ist die Delegation von Verantwortung an die Vertreter der Institution: „Ich bin ja so froh, dass meine Mutter bei Ihnen so gut aufgehoben ist." „Schwester, Sie können das viel besser als ich." Vielen Angehörigen fehlt die praktische Kompetenz im Umgang mit der Situation des Sterbens ihnen Nahestehender. Außerdem kann sie eine möglicherweise lebenslange Verdrängung der normalen „Bestandteile" menschlichen Lebens: Konflikte, Alter, Krankheit, Tod einholen. Sie fühlen sich hilflos und überfordert.

Es gehört nicht zu meinem persönlichen Pflegeverständnis, therapeutische Gespräche zu führen. Ich verfüge jedoch über praktische Kenntnisse und Erfahrungen, von denen ich weiß, dass sie Sterbenden und ihren Angehörigen sinnlich hilfreich sein können. Wichtig ist, dass ich möglichst frühzeitig die Bereitschaft von Angehörigen ermittle und sie ermutige, praktisch etwas Sinnvolles zu tun. Nur wenn Angehörige interessiert sind, kann ich sie darüber unterrichten, was sie tun können. Allen anderen kann ich bei der Gestaltung ihres Kontaktes zum Sterbenden nicht helfen.

Einige Angehörige haben ihre kranken Familienmitglieder und Freunde schon zu Hause gepflegt, meist bis an den Rand der Erschöpfung. Diese Angehörigen verfügen über zum Teil reichhaltige praktische Kenntnisse der pflegerischen Betreuung, sie brauchen eine andere Unterstützung von mir: eine Entlastung in der verantwortlichen Fürsorge für den Schwerkranken, damit sie auch für sich selber sorgen können.

„Ich kann ja doch nichts mehr tun"

Wissenschaftliche Definitionen für den Zeitraum des Sterbens sind sehr unterschiedlich. Jeder tatsächliche Verlauf des Lebensausklangs ist einmalig, das Bewusstsein der Betroffenen über ihre Situation meist schwer nachzuvollziehen. Hier in diesem Text meine ich den Zeitraum, in dem sich der bevorstehende Tod durch körperliche Veränderungen, wie Kräfteverfall, Bewusstseinsveränderungen und Veränderungen der Atmung, ankündigt. Dieser Zeitraum beträgt wenige Stunden bis wenige Tage. Sterbende konfrontieren uns durch ihre nachlassenden körperlichen Kräfte und den damit verbundenen Kontrollverlust mit dem Bild ihrer offensichtlich bedürftigen Körperlichkeit. Dieses äußerlich wahrnehmbare Körperbild gibt mir jedoch keine Aussage über die inneren Veränderungen oder Entwicklungen von Seele und Geist dieses Menschen. Die äußerlich wahrnehmbaren Bewusstseinszeichen des Sterbenden verändern sich sowohl krankheitsbedingt als auch im Rahmen des physiologischen Sterbeprozesses. Er reagiert nicht mehr so, wie es dem Angehörigen vertraut war. Kontrollverlust, sinnliche Bedürftigkeit und veränderte Reaktionen des Sterbenden verunsichern den Angehörigen und geben ihm, zumal im Umfeld professioneller Kompetenz, das Gefühl von Hilflosigkeit: „Ich kann ja doch nichts mehr für sie tun."

Wenn ich diese Aussage so interpretieren kann, dass der Angehörige gerne etwas tun möchte, werde ich versuchen, ihm praktische Kompetenz für die ungewohnte Situation zu vermitteln. Zunächst einmal gebe ich dem Angehörigen meine Definition für die Situation: Ich erkläre den Tod zu einem natürlichen, physiologischen, normalen Vorgang. Ich kann in der Regel versichern, dass alle Veränderungen am Sterbenden seinem Krankheits- und Lebensverlauf entsprechend angemessen, mithin normal verlaufen. Der Begriff „normal" spielt eine große Rolle, er wirkt angstlösend und spannungsausgleichend.

Es gehört für mich zum Pflegestandard, anwesende Angehörige über die Wahrnehmungs- und Reaktionsfähigkeit des Patienten zu unterrichten. Darüber hinaus erkläre ich ihnen, was sie am Sterbenden wahrnehmen können, um ihnen eine Einschätzung der Sterbeetappen zu ermöglichen. Sind die Angehörigen auf das, was sie sinnlich erwartet, vorbereitet, erleben sie das Sterben deutlich leichter, unbesorgter und sind bereit, praktische Handlungskompetenz zu erwerben.

Die Doppelnatur der helfenden Tat

Wichtig ist, den Angehörigen auf die Doppelnatur der helfenden Tat aufmerksam zu machen: Wenn sie für den Sterbenden etwas tun, müssen sie dabei, daneben oder danach auch immer für sich etwas tun, um durch Gabe von Hilfe nicht selber hilfsbedürftig zu werden. Wer gut für andere sorgen will, muss gut für sich selber sorgen. Zum Beispiel zeige ich ihnen, wie sie Essen und Getränke anreichen können in einer körperlichen Haltung, in der sie sich selber nicht verspannen und verbiegen, um ihr hilfreiches Tun auch aushalten zu können.

Angehörige können Pflegemaßnahmen übernehmen, für die es mir an Zeit und Ruhe fehlt und die eine sinnliche Verbindung zum Sterbenden schaffen:

- Durch zunehmende Bewusstseinseinschränkung können Sterbende oft nicht mehr schlucken; da sie häufig mit offenem Mund atmen, trocknet die Mundschleimhaut schnell aus. Mit feuchten Tupfern kann man den Mund gut anfeuchten, mit einer Pipette wenige Tropfen Flüssigkeit auf die Zunge träufeln. Ich frage die Angehörigen nach dem Lieblingsgetränk des Patienten, das gerne für die Mundpflege verwendet werden kann, auch wenn es

Rotwein ist. Ich ermuntere den Angehörigen, sich ebenfalls ein Lieblingsgetränk zu gönnen.

- Durch den schwächer werdenden Kreislauf können die Hände des Sterbenden stark anschwellen. Diese oft schmerzhaften Schwellungen lassen sich durch Massage zurückbilden: Der Angehörige legt den Unterarm des Sterbenden etwas erhöht auf seinen Arm. Er streicht mit der Handfläche von der Rückseite der Finger abwärts über Hand und Arm des Sterbenden. Nach wenigen Minuten ist die Schwellung abgeklungen. Ich ermuntere den Angehörigen, dabei selber eine für ihn angenehme, entspannte Haltung einzunehmen.
- Von wenigen Ausnahmen abgesehen bewegen sich Sterbende kaum mehr. Ein Sterbender muss auch nicht notwendigerweise in seinen letzten Lebensstunden mehrfach umgelagert werden. Wichtig ist jedoch, eine Lagerung sicherzustellen, die die Atmung erleichtert. Hier sind kleine Veränderungen schon sehr hilfreich. Ich unterrichte Angehörige, wie sie durch einfache Handgriffe die Lagerung des Sterbenden verbessern können und ermuntere sie, sich selber ab und zu Bewegung an frischer Luft zu gönnen, um besser durchatmen zu können.
- Der Sterbende kann sich häufig sprachlich und gestisch nicht mehr ausdrücken. Er kann aber mit seiner Atmung auf Veränderungen seines Zustandes

und seiner Umgebung reagieren: Ich mache Angehörige auf Atembilder und Veränderungen der Atmung aufmerksam, so dass sie mit dem Sterbenden in einen Dialog treten können. Sie können beobachten, wie sich die Atmung des Sterbenden auf ihre Zuwendung hin verändert. Die Zuwendung kann sehr unterschiedlich sein: sie können mit dem Sterbenden sprechen, ihn berühren, dabei bewusst auf die eigenen Atmung, ihre Tiefe und Frequenz achten. Ich erkläre ihnen, dass sie über die eigene ruhige, tiefe Atmung die Atmung des Sterbenden und damit sein Befinden beruhigend und entspannend beeinflussen können. Ich ermutige Angehörige, das Sterbezimmer zu verlassen, wenn sie eine angespannte Atmung entwickeln.

- Eine spezielle Form beruhigenden Atmens ist das, was ich „vokal geformtes Ausatmen" nennen möchte: Singen, Beten und Geschichten erzählen oder Vorlesen. Es gibt eine Tradition des Einsatzes dieser Sprach-Atemformen zur Beruhigung und Entspannung, zum Beispiel vor dem Einschlafen. Diese in Sprache gefassten, psychophysisch wirksamen, anthropologisch bewährten archaischen Techniken der Selbstversicherung, angesichts des beunruhigenden Un-Begreiflichen, werden von Angehörigen Sterbender viel zu wenig genutzt.
  Das ausgesprochene Gebet als Sterbebegleitung erlebe ich bei moslemischen Familien. Das sonore Rezi-

tieren des Korans – unabhängig davon, dass ich den Inhalt nicht verstehe – wirkt auf mich beruhigend. Wenn ich in großem Arbeitsstress bin, erlebe ich die Gegenwart laut betender, singender, vorlesender Menschen als Spannungsausgleich. Das durch eine lang gezogene, vokal geformte Ausatmung geprägte Atemmuster der Singenden, Betenden, Erzählenden überträgt sich auf mich, die ich vor lauter Stress oft „die Luft anhalte". Ich beobachte, dass sich durch die Atembewegungen des begleitenden Singens, Betens, Geschichtenerzählens auch die Atembewegungen des Sterbenden entspannen und vertiefen können.

- Manchmal sind Angehörige wortlos, fassungslos und wie gelähmt am Bett des Sterbenden. Steht mir etwas Zeit zur Verfügung, kann ich einen Schlüssel aktivieren, um eine Tür zu öffnen, eine Blockade zu lösen. Der Schlüssel ist die Frage: „Wie lange kennen Sie sich schon?" Oder bei erwachsenen Kindern: „Wie war Ihr Vater früher?" Die Wirkung dieser einfachen Fragen ist verblüffend: Die Haltung des Angehörigen verändert sich, der Körper richtet sich auf, Blick und Stimme bewegen sich, die Atmung vertieft sich und er beginnt eine Geschichte zu erzählen, die gemeinsame Lebensgeschichte. Ein Erinnerungsbild reiht sich an das nächste, unterschiedliche Stimmungen und Gefühle tauchen auf:

traurige, lustige, aufregende … Jede der mir erzählten Lebensgeschichten ist spannend und ergreifend. Während einer Nachtwache hatte ich etwas mehr Zeit zur Verfügung. Eine Ehefrau erzählte mir, fast eine Stunde lang, über den gemeinsamen Lebensweg mit ihrem jetzt im Sterben liegenden Ehemann, an dessen Bett wir saßen. Als sie schließlich zu einer sehr heiteren Episode mit ihrem dreijährigen Enkelsohn kam, bei der wir beide lachen mussten, hörte ihr Mann auf zu atmen. Der Tod trat ein. Die Frau war schockiert, den nahenden Tod nicht bemerkt zu haben. Ich gab ihr zu bedenken, dass sie ihrem Mann mit der Geschichte von ihrem Enkel vielleicht das schönste Abschiedsgeschenk gegeben hatte und er möglicherweise beschlossen hatte, mit diesem heiteren Gedankenbild diese Welt zu verlassen.

Einmal angeregt und regelmäßig ermutigt finden die meisten interessierten Angehörigen ihren Weg von allein weiter. Dem Kontakt zum Sterbenden eine Form zu geben, das, was Joseph Beuys in der Darstellung menschlicher Kreativität, „tätiges Fühlen"* nennt, ist in diesem Sinne eine plastische Tätigkeit. Am Bett des Sterbenden werden Erinnerungsbilder gestaltet, die den Begleiter das ganze Leben lang nicht mehr verlassen werden. Angehörige schildern mir sehr präzise ihre oft schmerzhaften

* Joseph Beuys, zitiert nach Rainer Rappmann, Der soziale Organismus – ein Kunstwerk, in: Harlan, Rappmann, Schata (1984, 3. Aufl.) Soziale Plastik – Materialien zu Joseph Beuys, Achberger Verlag, Achberg, S. 59.

Erinnerungen an die Sterbeszenen von Familienmitgliedern. Die Erinnerungsbilder, die das sinnliche Miterleben von Sterben und Tod im Kopf hinterlässt, prägen die Bereitschaft zur oder die Furcht vor der Auseinandersetzung mit dem nächsten Sterben und dem eigenen Tod.

Kompetent „nichts tun"

In der professionellen Begleitung Sterbender erlebe ich immer wieder in den Stunden vor dem Tod, dass nichts mehr getan werden muss. Eine Handlung könnte möglicherweise sogar zu einer „Verschlechterung" der Situation des Sterbenden führen. Wenn ich mich minutenlang im Raum des Sterbenden aufhalte und scheinbar „nichts tue", weiß ich sehr wohl, was ich tue und wie komplex das ist, was ich da mache: Ich beobachte und treffe Entscheidungen. Die Entscheidung, nichts zu tun, kann für den Sterbenden meiner Einschätzung nach bisweilen zu einem besseren Ergebnis führen als jede Aktivität. Ich muss wissen und KollegInnen und Angehörigen gegenüber begründen können, warum ich jetzt, angesichts dieses oder jenes Phänomens nichts tue. Ich muss begründen können, warum ich bei bestimmten Atemgeräuschen, die auf einen Schleimbelag in den Atemwegen hinweisen, keine Absaugmaßnahme durchführe, warum ich die stöhnende Ausatmung eines Sterbenden nicht als Schmerzäußerung interpretiere und kein Schmerzmittel gebe … Es erfordert viel pflegerische Erfahrung und kontinuierliche Beobachtung des sterbenden Patienten, um mich für das Nichtstun entscheiden zu können. Es gibt ein Nichtstun, in dem viel Kompetenz liegt.

Auch Angehörige können diesen Weg der aufmerksamen Beobachtung und begleitenden Erfahrung gehen, bis sie feststellen, dass sie nichts mehr tun müssen und trotzdem da sein dürfen. Dann verändert die Äußerung „Ich kann ja doch nichts mehr für sie tun" ihr „ja doch" und formt sich zu „Ja, ich kann nichts mehr für sie tun, doch ich bleibe bei ihr".

„Ich halt' das nicht mehr aus"

Sterben ist ein Gang an die Grenze. In der Begleitung Sterbender kommen wir auch an Grenzen. Wir werden mit inneren und äußeren Bildern des Erschreckens konfrontiert. Die Äußerung „Ich halt' das nicht mehr aus" ist Ausdruck der Kumulation von Anforderungen, die die Erträglichkeitsgrenze überschritten haben. Diese Grenzüberschreitung, so scheint es mir, wird häufig geleugnet. Es hat keinen Sinn, sich derart im Helfen zu verausgaben, dass man krank daran wird. Bei mir steht nicht der Patient an erster Stelle, sondern mein erstes Pflegeziel ist die Erhaltung meiner Gesundheit. Ebenso habe ich ein egoistisches Interesse daran, dass sich Angehörige sterbender Patienten verantwortungsbewusst um ihre eigene Gesundheit kümmern.

So versichere ich mich, dass Angehörige, die über einen längeren Zeitraum Sterbende begleiten, sich um ihre Versorgung mit Getränken und Nahrungsmitteln kümmern und zeige ihnen die begrenzten Versorgungsmöglichkeiten des Krankenhauses auf. Ich mache sie darauf aufmerksam, dass mehrere Familienangehörige sich in der Begleitung abwechseln können, und dass nicht immer mehrere Besucher gleichzeitig kommen müssen. Ich halte meinen Gesprächskontakt zu Angehörigen in Grenzen, um ihnen nicht die Illusion zu geben, bei mir eine Hilfe zu finden, die ich weder zeitlich, noch professionell bieten kann.

Es gibt Situationen, die einfach nicht mehr auszuhalten sind. Wenn ich mir das selbst eingestehen kann und mir erlaube, mich vorübergehend aus der belastenden Situation zurückzuziehen, kann ich auch zulassen, dass andere eine Situation verlassen, weil sie sie nicht mehr ertragen können. „Ich halt' das nicht mehr aus" ist eine Äußerung, die für alle erlaubt ist: für Angehörige, Pflegekräfte, Ärzte, Seelsorger und Sterbende. Es ist ein Mythos, dass eine gute Schmerztherapie bei Krebspatienten den Wunsch nach der Todesspritze aus der Welt schafft. Selbst bei bestmöglicher palliativmedizinischer Versorgung in unserem Krankenhaus, tragen etwa zwei bis vier Patienten pro Monat ihren Wunsch nach vorzeitiger Lebensbeendigung an mich heran. In den Gesprächen mit diesen Patienten wird mir deutlich, dass nicht bestimmte, unerträgliche Krankheitssymptome zu diesem Wunsch führen, sondern meistens die als demütigend erlebte eigene Hilflosigkeit und „Nutzlosigkeit", der Verlust von Kontrolle über Körper und Lebenssituation, die Abhängigkeit von Menschen, die wenig Zeit für sie haben, sowie die Perspektive, dass sich diese Situation nicht verbessern wird. Manchmal entwickelt sich durch diese Mitteilung bei dem Patienten bereits eine Veränderung der Wahrnehmung seiner Situation, er erlebt mich als Zeugin seines Leidens, das scheint entlastend zu wirken. Manche Patienten können sich im Verlauf dieses Gesprächs entspannen. Jedem Patienten biete ich zusätzlich die Möglichkeit an, sich mit Hilfe eines Schlafmittels vorübergehend aus der belastenden Situation zurückzuziehen. Dieses Angebot wird von allen Patienten als Option begrüßt, aber nur von einigen dann auch tatsächlich gewünscht.

Unerlässlich ist es, die Notlage des Patienten und meine Interventionen mit meinen TeamkollegInnen zu besprechen, um interdisziplinäre Handlungsstrategien zur Verbesserung der Situation dieses Patienten zu entwickeln. Manchmal hilft ein zusätzliches Gesprächsangebot, manchmal eine Massage oder ein Medikament zur Entspannung über eine kritische Phase hinweg.

Es bedarf einer reflektierten Palliativkultur, um die Äußerung „Das halt' ich nicht mehr aus" zu akzeptieren, ohne ihr das Tabu „Das darf es bei uns nicht geben“ überzustülpen, ohne die Belastungen zu verdrängen oder die Belasteten loswerden zu wollen. Es hat sich für mich herausgestellt, dass das Eingeständnis und die subjektive Beschreibung des Unerträglichen ein entscheidender Schritt zur Entlastung ist. Es ist schon etwas erreicht, wenn ich, wenn ein Angehöriger, wenn ein Sterbender sagen kann: „Das halt' ich nicht mehr aus.“ Es ist ein weiterer Schritt zur Entlastung getan, wenn ein Adressat nachfragt, was als unerträglich empfunden wird und ein nächster Schritt, sich vorübergehend aus dieser Situation zurückzuziehen, ohne Schuldgefühle oder Versagensängste vermittelt zu bekommen: Manchmal braucht es etwas räumlichen und zeitlichen Abstand, um neue Möglichkeiten des Denkens, Fühlens und Handelns zu entwickeln.

Mit dem Tod in Berührung kommen

Artikelserie – Teil 3

Aus: Dr. Med. Mabuse Nr. 140,
November/Dezember 2002, S. 39–42

Frau A. schaut mich mit bangem Blick fragend an: „Ist es jetzt soweit?" Ihre 76-jährige Mutter, Frau B., an deren Bett wir sitzen, bewegt sich nicht mehr, atmet tonlos und flach, durch weit geöffneten Mund. Ihr Körper ist durch eine Krebserkrankung völlig geschwächt. Die Atmung, ihre Augen, Hautbeschaffenheit und Puls geben mir Hinweise darauf, dass Frau B. nur noch wenige Minuten leben wird. Sie atmet ruhig und scheint beschwerdefrei zu sein. Ich traue mir zu, das beurteilen zu können: Seit zehn Jahren arbeite ich als Krankenschwester im Bereich der stationären Palliativpflege. Frau B. stirbt. Jetzt.

Frau B. liegt in einem Einzelzimmer des Evangelischen Hospitals für palliative Medizin in Frankfurt. Dieses Krankenhaus ist spezialisiert auf die Behandlung von Symptomen, die sich bei fortgeschrittener Krebserkrankung entwickeln können. Im Verlauf des letzten Jahres konnten wir bei Frau B. einige ihrer durch die Krebserkrankung verursachten Beschwerden, wie Übelkeit, Erbrechen und Schmerzen mit Hilfe von Medikamenten und pflegerischen Maßnahmen deutlich lindern. Frau B. konnte für mehrere Wochen nach Hause entlassen und von einem Pflegedienst betreut werden. In den letzten Wochen hatten Frau B.s Beschwerden wieder zugenommen. Eine erneute Einweisung in das Evangelische Hospital war notwendig geworden.

In vorhergehenden Gesprächen mit der Tochter der Patientin, Frau A., habe ich erfahren, dass sie, trotz ihres fortgeschrittenen Alters von 51 Jahren, noch nie einen Menschen sterben sah. Frau A. sprach ihre Unsicherheit an und wollte wissen, was auf sie zukommen würde. Ich habe ihr, Stunden zuvor, meine Einschätzung über den zu erwartenden Verlauf des Lebensausklangs ihrer Mutter gegeben. Dabei habe ich meine Einschätzung auf die körperliche Entwicklung beschränkt und Frau A. unterrichtet, dass sie den Einfluss der Seele ihrer Mutter auf deren Weg in den Tod besser beurteilen könne. Ferner habe ich Frau A. darauf aufmerksam gemacht, dass ihre Mutter zu schwach ist, um in gewohnter Weise auf unsere Ansprache zu reagieren, dass sie uns aber sehr wohl wahrnehmen könne. Ich habe Frau A. Möglichkeiten vorgestellt, mit ihrer Mutter Kontakt aufzunehmen.

Jetzt erwartet Frau A. den Atemzug ihrer Mutter, dem kein weiterer mehr folgen wird. Der letzte, der endgültige Atemzug kennzeichnet für Angehörige Sterbender das Ende des Lebens. Der Atem ist das letzte sichtbare Lebenszeichen. Für mich als Krankenschwester ist der letzte Atemzug, verbunden mit dem Stillstand des Herzens, zunächst das Ende der Sauerstoffzufuhr in den menschlichen Organismus. Ich kenne die Situation des Atem- und Herzstillstandes von meiner Arbeit auf der Intensivstation, dort war er mitnichten das Ende des Lebens, sondern setzte Reanimationsaktivitäten in Gang. Ich weiß, dass nach Atem- und Herzstillstand der Stoffwechsel im Gehirn des Menschen noch einige Zeit weiter funktioniert und Wahrnehmungen verarbeitet werden können.

Der Eintritt des Todes ist kein Zeitpunkt, sondern ein Prozess

Der Todeseintritt ist für mich kein Zeitpunkt, sondern ein Prozess, der vor dem letzten Atemzug beginnt und zumindest einige Minuten nach dem Atem- und Herzstillstand noch andauert. Noch ist Wahrnehmung im unbewegten Körper möglich. Ich halte es daher für wichtig, die „Atemlose" in Ruhe ihren körperlichen Weg zu Ende gehen und dem Prozess des Todes Zeit-Raum zu lassen. Erkenne ich den unmittelbar bevorstehenden Todesprozess, so wie bei Frau B., kann ich ihre Tochter darüber unterrichten. Ich verabschiede mich von ihrer Mutter und ziehe mich zurück, um dem Abschied der Tochter von ihrer sterbenden Mutter den ihm gebührenden privaten Raum zu lassen. Es ist der Zeit-Raum für Intimität, für Besinnung, Gedanken, Gefühle und letzte Mitteilungen an die Atemlose. Der Tod gibt uns durchaus Zeit genug, Abschied zu nehmen. Ich teile Frau A. mit, wo sie mich finden kann, wenn sie mich sucht und dass ich auch von mir aus später wieder Kontakt zu ihr aufnehmen werde. Manchmal bitten mich Angehörige, im Zimmer zu bleiben, da sie der Übergang des Körpers in einen Leichnam beunruhigt.

Ich beobachte eine große Verhaltensunsicherheit bei vielen Angehörigen sterbender Patienten. Diese Unsicherheit kann mit dem Ort des Sterbens zusammenhängen: Angehörige ordnen sich den Aktivitätsmustern der für kompetent gehaltenen Profis und den angenommenen oder tatsächlichen Regeln der Institution unter. Möglicherweise verhalten sich Angehörige bei der Begleitung Sterbender im häuslichen Bereich anders, aber das kann ich nicht beurteilen, da ich bisher nicht in der ambulanten Pflege tätig war.

Es ist mir wichtig, Angehörigen beizeiten Handlungskompetenz für die oft ungewohnte Situation der Sterbebegleitung zu vermitteln. Ich möchte eine kulturelle Verantwortung zurückgeben, die an die Vertreter von Institutionen wie Krankenhaus, Pflegeheim, Bestattungsunternehmen … abgegeben wurde. Aber nicht immer sind Angehörige erreichbar. Etwa die

Hälfte der Patienten, die im Evangelischen Hospital sterben, beenden ihr Leben ohne Begleitung von Angehörigen.

„Schwester, wie geht es jetzt weiter?"

Da die meisten Patienten im Evangelischen Hospital in Einzelzimmern liegen, kann nach Eintritt des Todes der Leichnam bis zu einem Tag im Zimmer bleiben. Dadurch wird ein Gestaltungsraum zur Verfügung gestellt, der im Allgemeinen für Krankenhäuser untypisch ist, der aber wenig von Angehörigen genutzt wird: Sie begegnen dem Tod wohl von ihm wissend, aber dennoch oft unvorbereitet.

Ungefähr eine halbe Stunde nach dem letzten Atemzug von Frau B. gehe ich zurück in das Zimmer der Verstorbenen. „Schwester, wie geht es jetzt weiter?" fragt mich ihre Tochter, Frau A. Angehörige möchten zunächst wissen, wie nach Eintritt des Todes in unserem Krankenhaus mit dem Leichnam verfahren wird. Selten sind beizeiten von Sterbenden und ihren Angehörigen Wünsche besprochen worden, wie der Weg des Lebenden zum Toten begleitet und gestaltet werden soll. Eine junge Frau, die im Hospital starb, hatte sich vor ihrem Tod von ihrer kundigen Freundin ein indianisches, schamanistisches Ritual gewünscht, das diese auch im Patientenzimmer ausführen konnte. Die Tochter einer bei uns verstorbenen alten Frau wünschte sich eine anthroposophische Abschiedsfeier. Moslemische Familien kennen eine Abfolge von festgelegten Ritualen, die am Sterbenden und Verstorbenen vollzogen werden.

Die meisten Angehörigen haben keine Vorstellung über oder Wünsche für die Gestaltung des Übergangs vom Leben in den Tod. Dieser Zeitraum scheint ohne Gestaltungsideen zu sein, eine Ungestalt, in der kommerzielle Dienstleister „alles Notwendige" erledigen. Ein kulturloser Raum. Vielleicht ist es aber auch die Unsicherheit des Gastes in einer Institution, der nach den Regeln der Institution fragt. Da auch Frau A. keine Vorstellung hat, wie es weitergeht, stelle ich ihr unsere institutionelle Kultur vor: Zunächst wird der Verstorbenen eine Zeit von einer halben bis zu zwei Stunden ungestörter Ruhe gegönnt. In diesem Zeitraum kann sich der Todesprozess vollenden bzw. „die Seele sich in Ruhe vom Körper lösen", wie ich persönlich diese Zeit der Totenruhe begründe. Sie steht den Angehörigen zur Verfügung, weitere Familienmitglieder und Freunde zu benachrichtigen und sich auf ihren Abschied zu konzentrieren. Der Zeitraum ist begrenzt durch den Beginn der Körperstarre der Verstorbenen.

Nach Ablauf dieser Zeit der ersten Totenruhe werde ich den Leichnam von Kathetern und Schläuchen befreien, ihn waschen, einkleiden und überflüssige Gerätschaften und pflegerische Hilfsmittel aus dem Bett entfernen. Ich lade nahe stehende und dem Verstorbenen vertraute Angehörige zur Teilnahme an der Waschung und Einkleidung des Leichnams ein. Ich bitte sie, die Kleidung für die Verstorbene auszuwählen.

Nach der Waschung und Einkleidung kann die Verstorbene bei mäßigen oder kühlen Temperaturen bis zu einem Tag in ihrem Zimmer bleiben, um auch weiteren Angehörigen die Möglichkeit zum Abschiednehmen zu geben. An Tagen mit hohen Temperaturen oder schwüler Witterung muss der Leichnam nach wenigen Stunden in einen Raum mit Klimaanlage geschoben werden, um bei niedrigeren Temperaturen den Verfall des Körpers zu verlangsamen. Die Angehörigen müssen ein Bestattungsunternehmen beauftragen, für den Verbleib des Leichnams bis zur Beisetzung Sorge zu tragen und ihnen bei der Erledigung bürokratischer Formalitäten zur Seite zu stehen.

„Das kann ich nicht"

Eine meiner Meinung nach sehr wichtige Gestaltung des Abschieds von einem Verstorbenen ist die Waschung und Einkleidung des Leichnams. Dieser Kontakt wird Erinnerungen aus dem gemeinsamen Leben hervorrufen und vielfältige Gedanken und Gefühle freisetzen. Der Leichnam verkörpert das Gewesene, bevor er verwest. Er sieht noch so aus, wie der, der er mal war, aber er ist schon so anders, fühlt sich anders an, riecht anders. Der sinnliche Kontakt zum Leichnam hilft, die

Realität des Todes zu begreifen. Das tätige Ritual des Waschens und Kleidens hilft, den Tod, vielleicht auch Beziehungskonflikte zum Verstorbenen, im wahrsten Sinne des Wortes zu „verarbeiten".

Die Vorstellung, einen Leichnam zu berühren, gar zu waschen, macht den meisten Menschen Angst. In der Tat kann die Berührung sehr viel auslösen. War die Beziehung zum Verstorbenen problematisch, kann der Kontaktwunsch ambivalent sein. Der Sohn eines am Nachmittag verstorbenen 86-jährigen Patienten konnte erst am Abend kommen. Er wollte seinen Vater noch einmal sehen, traute sich aber nicht, allein in das Zimmer zu gehen. Ich begleitete ihn. Am Totenbett verblüffte er mich mit der Frage, ob sein Vater jetzt giftig sei, er wolle ihn doch gerne einmal anfassen. Ich berührte mit meinen Handflächen die rechte Schulter und die rechte Hand des Verstorbenen und sagte dem Sohn, er könne seinen Vater getrost anfassen, er sei weder giftig noch ansteckend. Der Sohn berührte vorsichtig mit seinen Fingerspitzen die linke Hand des Vaters und beschrieb mir seine Wahrnehmung: Die Haut fühle sich kalt, aber auch zart an. Seine Finger verweilten nicht auf der Hand des Vaters, sondern er zog sie gleich wieder zurück und trat auch zwei Schritte vom Bett zurück. „Wissen Sie, mein Vater war Bomberpilot im zweiten Weltkrieg. Er hat auch Giftgas abgeworfen." Ich war erschüttert über diese Äußerung des

Sohnes. Wir kannten uns nicht, ich hatte ihn vorher noch nicht getroffen. Wir waren uns völlig fremd. Vielleicht konnte er mir deshalb auch die folgende Offenbarung geben: „Als ich klein war, hat mein Vater mich nie in den Arm genommen; das hat mir sehr gefehlt." Er weinte. Er schilderte mir noch einige bedrückende Kindheitserinnerungen an seinen Vater und seine unerfüllte Sehnsucht nach Nähe zu ihm. Da durch seine Fähigkeit, die Hand des Vaters zu berühren, jetzt eine späte und letzte Nähe zu seinem Vater möglich war, wollte ich ihm diesen kostbaren Moment ganz allein überlassen. Diesen Gedanken teilte ich ihm mit und fragte ihn, ob er sich vorstellen könne, allein mit seinem Vater im Zimmer zu bleiben. Er nickte. Ich verließ das Zimmer. Ungefähr zwei Minuten später sah ich den Sohn das Haus verlassen. Alles weitere wurde telefonisch geregelt.

Viele Angehörige haben noch nie einen toten Menschen angefasst. Manchmal äußern sie beunruhigende Phantasien über die körperliche Beschaffenheit von Verstorbenen. Es ist rührend und manchmal sogar für alle Anwesenden erheiternd, wenn erwachsene Menschen mit geradezu kindlicher Neugier vorsichtig den Verstorbenen berühren und überrascht feststellen, dass er sich ja ganz anders anfühlt – gar nicht so kalt und starr –, als sie es sich vorgestellt haben. Nach und nach können den Angehörigen weitere Berührungen möglich sein.

Angehörigen, so wie Frau A., deren vertrautes Verhältnis zur Verstorbenen mir bekannt ist, biete ich die Teilnahme an der Waschung und Einkleidung an. Viele sagen mir zunächst: „Das kann ich nicht, das halte ich nicht aus." Ich schlage ihnen vor, vielleicht nur das Gesicht zu waschen. Das können fast alle. Die Waschung des Gesichtes gibt der Angehörigen ein Gefühl für ihre Beziehung zur Verstorbenen und eine Orientierung, ob ihr weitere Berührungen des Leichnams möglich sind. Oft lässt die Waschung eine letzte Zärtlichkeit zu. Würdigung des verstorbenen Menschen, Abschied, Liebe können sinnlichen Ausdruck finden. Die Angehörigen gestalten aktiv das Erinnerungsbild ihres letzten sinnlichen Kontaktes zum geliebten Menschen. Sie befassen sich mit dem Toten, sie begreifen den Tod. Sie stellen fest, dass es einen Unterschied gibt zwischen der Phantasie vom Tod und der Realität des Todes. Sie schildern mir ihre Vorstellungen und ihre aktuellen Wahrnehmungen.

Angehörige verändern sich im Verlauf der Totenwaschung. Sie wirken auf mich gelöster und strahlen eine andere Energie aus. Sie können eine Vielfalt an Gedanken und Gefühlen ausdrücken, die sie selber überrascht. Sie haben sich einer meist völlig neuen und in ihrer Phantasie angstbesetzten Situation gestellt und wurden in dieser Situation denk-, fühl- und handlungsfähig. So eine Erfahrung gibt ihnen insgesamt ein gutes Gefühl, selbst wenn auftauchende Gedanken und Gefühle schwer zu ertragen sind. Wir tauschen Erinnerungen der gemeinsam verbrachten letzten Tage und Wochen aus, Angehörige erzählen mir Episoden aus dem Leben der Verstorbenen. „Meine Mutter hat so gerne getanzt", begann Frau A. und erzählte mir von der Lebensfreude ihrer Mutter. Sie schilderte mir auch ihre Erinnerung an den Tag, an dem ihre Mutter die Krebsdiagnose erfuhr.

Die verstorbene Frau B. wird so, wie ich sie gemeinsam mit ihrer Tochter gewaschen und gebettet habe, noch einige Stunden in ihrem Zimmer bleiben können. Weitere Angehörige werden in diesen Stunden kommen, um von Frau B. Abschied zu nehmen. Sie wird dann von den Mitarbeitern eines Bestattungsunternehmens, das ihre Tochter beauftragt hat, aus dem Hospital abgeholt werden. Eine Kollegin aus dem Team wird dann die Kerze im Foyer des Hospitals löschen, die wir nach Eintritt des Todes von Frau B. angezündet haben.

„Ich traue Ihnen zu, dass Sie das schaffen."

Die meisten der im Evangelischen Hospital verstorbenen Patienten sind im Verlauf der Nacht gestorben. Neben den Angehörigen stehen in der Regel nicht der Arzt oder Seelsorger am Sterbebett, sondern eine Pflegekraft. Diese begleitet die letzten Lebensstunden des Patienten und versorgt den Leichnam nach Eintritt des

Todes. Als Pflegekraft kann ich diesen Zeitraum gestalten, unter Berücksichtigung des gesamten Arbeitsanfalls auf der Station und der Bedürfnisse anderer Patienten. Oft bleibt nicht viel Zeit für die Begleitung. Viele Angehörige meiner Patienten haben keine Vorerfahrung mit der Situation des Sterbens. Sie haben beängstigende Vorstellungen und Phantasien über das Sterben und den Tod, fühlen sich unsicher, hilflos und oft überfordert, die ihnen Nahestehenden zu begleiten. Bei meinem pflegerischen Arbeitspensum habe ich keine Zeit, mich um überforderte Angehörige zu „kümmern". Ich kann mir aber oft etwas Spielraum verschaffen, um interessierte Angehörige anzuleiten, im sinnlichen und praktischen Umgang mit der Situation ihres sterbenden Nahestehenden. Mein Ziel ist es, Berührungsängste ganz praktisch abzubauen und Angehörige dahingehend zu unterstützen, die Verantwortung für die Gestaltung des Kontaktes zum Sterbenden, die indirekt an die VertreterInnen der Institution delegiert wurde, wieder übernehmen zu können. Ich traue ihnen zu, dass sie das schaffen.

Vom Lasten schleppen zur Körperkommunikation

Wie kinästhetisch orientierte Pflege das Menschenbild verändern kann

Aus: Dr. med. Mabuse Nr. 142,
März/April 2003, S. 41–44.

Den nachfolgenden Artikel würde ich als meinen „Schlüsselartikel" bezeichnen. Der beschriebene Lernprozess markiert einen Umbruch in meiner Arbeitsbiographie von der Pflege als belastenden Beruf zur Pflege als anspruchsvolles und anregendes operatives Forschungsfeld zur Gesundheitsentwicklung aller Beteiligten.

Ich hatte den Artikel fertiggestellt, kurz bevor ich die Kinaesthetics-Trainerausbildung begann. In diesem Artikel versuche ich zu beschreiben, wie ich einen Weg suche, um ein „theoretisches Konzept" in meine alltägliche Pflegepraxis zu integrieren und was sich dadurch verändert. Zu diesem Artikel habe ich die größte LeserInnen-Resonanz erfahren. Noch Jahre später berichteten mir Kinaesthetics-TrainerInnen und PflegepädagogInnen, dass sie diesen Artikel regelmäßig an ihre KursteilnehmerInnen und Auszubildenden verteilen.

Meine nachfolgenden Artikel – auch über Palliative Care Themen – habe ich dann vor allem aus der Kinaesthetics-Perspektive geschrieben. Alle Aspekte, die ich später in meinen Artikeln in unterschiedlichen Zusammenhängen betrachte (Fallberichte der palliativen Symptomkontrolle aus der stationären und ambulanten Pflege, Aspekte von Organisationskultur und Mitarbeiter-Führung, ...), sind bereits grundlegend in diesem ersten Kinaesthetics-Artikel angelegt.

Der Titel des Artikels kam – wenn ich mich recht erinnere – übrigens nicht von mir, sondern von der damaligen Mabuse-Redakteurin Anja Uhling. Vielleicht haben wir ihn auch gemeinsam entwickelt. Die Formulierung „Vom Lasten schleppen zur Körperkommunikation" wurde unter Kinaesthetics-AnwenderInnen ein geflügeltes Wort.

Seit über zwanzig Jahren arbeite ich als Krankenschwester in der stationären Pflege. Bis vor etwa sieben Jahren litt ich häufig an Rückenschmerzen und wurde meines Berufes mitunter überdrüssig. Ich konnte mir aber nicht vorstellen, als „Bettflüchtling" ein hart arbeitendes Pflegeteam zu leiten oder BerufsanfängerInnen zu unterrichten. Ich setzte mir in den Kopf herauszufinden, ob es möglich wäre, Krankenschwester „am Bett" und gesund zu bleiben.

Seit elf Jahren betreue ich an Krebs erkrankte Menschen in ihrer letzten Lebensphase. Die Mobilisation von schwerstkranken Patienten empfand ich als sehr anstrengend, belastend und bedrohlich für meine Gesundheit. Sehr zu schaffen machte mir besonders das, was man umgangssprachlich in der Pflege als das „Hochziehen“ eines bettlägerigen Patienten bezeichnet: ihm zu helfen, seinen Körper entlang der Bettlängsachse in Richtung des Kopfteiles zu bewegen. „Kannst du mir mal kurz helfen, Herrn B. hochzuziehen?“ So oder ähnlich lautet die klassische Bitte einer Kollegin im Pflegealltag. Meistens hat jede von uns dann eine Seite der Moltonunterlage genommen – die, wenn wir Glück hatten, unter dem Gesäß von Herrn B. lag, häufiger lag sie aber auch schon hinter seinem Rücken – und Herrn B.s Körper wie einen schweren Sack mit „eins, zwei, DRReeiii“ von der Fußseite des Bettes in Richtung Kopfseite gewuchtet. Bei dieser „Hilfe zur Bewegung“ hatte der Patient wenig Einfluss auf und Kontrolle über die Bewegung, ihm wurde von uns der „Boden unter dem Körper“ entzogen. Wir Pflege„kräfte“ luden uns sein Körpergewicht auf und schleppten seine Last „nach oben“.

Durch solche herkömmlichen Bewegungsrituale, hospitalisierte Bewegungsmuster sozusagen, erlebte ich körperlichen Stress, Nackenverspannungen und Rückenschmerzen. Da mir die Arbeit schadete, entwickelte ich eine Aversion gegen den scheinbaren Verursacher meines Körperschadens: den Patienten.

Schließlich spürte ich sogar Widerwillen gegen die Pflegetätigkeit, eine Abwehrhaltung gegen Patienten und plante die „Bettflucht“: bloß weg vom direkten Patientenkontakt. Ein dickköpfiger Ehrgeiz, verbunden mit meinem Hang zur sinnlich-sinnvollen Arbeit, hielt mich aber schließlich davon ab, zu meiner körperlichen Entlastung eine Leitungs- oder Unterrichtskarriere im Pflegebereich anzusteuern.

Vor fünf Jahren absolvierte ich einen Kinästhetik-Grundkurs, drei Jahre später nahm ich an einem Aufbaukurs teil. Ich konnte es kaum fassen, wie einfach und leicht die Mobilisation eines Partners sein konnte – im Trainingskurs. Im normalen Pflegealltag sah das dann aber schon wieder ganz anders aus: Ich hatte nicht die Zeit, eine kinästhetische Bewegungsunterstützung in Ruhe zu üben. Wenn ich dann doch mal etwas Zeit hatte, klappte das alles nicht so, wie ich es im Grundkurs erlebt hatte. Es war frustrierend!

Was ist Kinästhetik?

Kinästhetik, wörtlich übersetzt die „Lehre von der Bewegungsempfindung“, wurde vor etwa 25 Jahren von Frank Hatch und Lenny Maietta begründet. Kinästhetik ist ein Lernmodell zur Gestaltung einer effektiven körperlichen Interaktion mit einem Partner. In der Anwendung dieses Lernmodells in der pflegerischen Praxis sollen Pflegende in die Lage versetzt werden, „… die alltäglichen menschlichen Funktionen … so zu unterstützen oder zu übernehmen, dass die betroffene Person über die Selbstkontrolle des Geschehens verfügt, das heißt die eigene Bewegungskompetenz einsetzen und wahrnehmen kann“*. Nicht nur die Lageänderung, auch die im kinästhetischen Wortschatz so genannten „alltäglichen menschlichen Funktionen“ wie Atmen, Trinken, Ausscheiden werden als Bewegungsform beschrieben, als Fortbewegung oder Bewegung am Ort. Bewegung entwickelt sich im Austausch von Informationen mit und Anpassung an die Umwelt.

Bei dem wechselseitigen kinästhetischen Informationsaustausch werden körperliche Impulse und Rückmeldungen zwischen Pflegekraft und Patient hin- und hergesendet. Bei einer Bewegungsunterstützung wird das Körpergewicht des Patienten nicht angehoben, sondern durch Gewichtsverlagerung können die entlasteten Körpersegmente bewegt werden. Da der Patient auf diese Weise selber die Kontrolle über seine Bewegung behält, werden bei ihm Bewegungsängste reduziert und seine Bewegungsfähigkeit verbessert.

* Maietta/Hatch „Kinästhetik in der Pflege“ Aufbaukurs-Arbeitsbuch, Institut für Kinästhetik IfK, 2001, S. 5

Das große Problem: Umsetzung der Theorie in die Praxis

Nach dem dreitägigen Grundkurs in Kinästhetik fand ich es, nach anfänglicher Begeisterung, dann doch schwierig, die erlernten Konzepte in den pflegerischen Alltag zu integrieren. Ich befand mich zwar in der privilegierten Situation, dass mein Arbeitgeber dem gesamten Pflegeteam der Einrichtung etappenweise innerhalb von 14 Tagen eine Kinästhetik-Grundkurs-Ausbildung ermöglicht und finanziert hatte, bei der Umsetzung des Erlernten in den Pflegealltag standen wir aber dann doch mehr oder weniger allein da. Nicht immer ganz allein: Schwierige Mobilisationen schwerstkranker Patienten wurden oft mit zwei Pflegekräften durchgeführt – wenn genügend Personal da war. Es gab also Pflegesituationen, in denen wir zu zweit waren und unser frisch erlerntes Wissen austauschen konnten. Nur hatten wir uns für den Anfang viel zu komplexe Pflege- und Bewegungssituationen ausgesucht. Außerdem stellten uns die durch Krankheit zum Teil in Form und Tonus veränderten Patientenkörper vor Bewegungsaufgaben, die uns, im Pflegealltag alleingelassenen, Kinästhetik-Neulinge überforderten. Wie sollten wir eine im Bett „runtergerutschte" Patientin mit massiven Lymphödemen von der Taille abwärts und einem völlig ausgemergelten Oberkörper, entlang der Bettlängsachse kinästhetisch in Richtung des Kopfteiles bewegen?

Auch schien die Patientin störrisch und eigenwillig und nicht bereit, die von uns geplanten Bewegungsmuster zu unterstützen! Mir und meinen KollegInnen war offensichtlich zunächst noch nicht ganz klar, wer hier eigentlich wen wie unterstützen konnte und sollte. Ich fiel immer wieder in gewohnte, alte Bewegungsmuster, in ein hospitalisiertes Bewegungsverhalten zurück. Aber wenigstens mein Rücken sagte mir, dass es so nicht weitergehen konnte!

Hilfreiche, bewegende Erfahrungen

Ich hatte das große Glück, dass etwa vor einem Jahr meine Kinästhetiktrainerin ab und zu bei Personalnotstand in unser Pflegeteam einsprang. Ich konnte sie in konkreten Pflegesituationen beobachten, bei aktuellen Problemen um Rat fragen und an ihren Überlegungen teilnehmen. Das gab mir neue Impulse und neuen Mut. Ich sah wieder Schritte, die ich gehen konnte.

Meine Kinästhetiktrainerin wiederum lernte unsere Pflegeprobleme kennen. In dieser Zeit bot sie in ihrer Praxis in 14tägigen Abständen jeweils zweistündige Kinästhetik-Workshops zu konkreten Pflegethemen wie „Unterstützung der Atmung“, „von Essen und Trinken“, „von Ausscheidung“ an. Ich nahm an diesen Worksshops teil und hatte, vier Jahre nach meinem Kinästhetik-Grundkurs und ein Jahr nach dem Aufbaukurs, meine kinästhetischen „Aha“-Erlebnisse. Ich hatte den Eindruck, dass ich jetzt allmählich begriff, worum es in der Kinästhetik geht, und ich erlebte Lern- und Bewegungserfolge im stressigen Pflegealltag! Die Frustrationen, die sich natürlich auch einstellten, empfand ich nicht mehr als so belastend.

Mir wurde klar, dass mein eigener Körper ein wichtiges Lernmedium ist. Ich lernte durch Selbsterfahrung. Es war notwendig, Lagerungs- und Bewegungsmöglichkeiten immer wieder an mir selber auszuprobieren. Wohl nicht umsonst bezeichnen Erkenntnisbegriffe wie „Erfassen“ und „Begreifen“ eine körperliche Aktivität. Wenn ich bei einem bettlägerigen Patienten eine kleine Veränderung bei der Unterstützung des Kopfes, der Schulter oder eines Fußes vornahm, erschien diese Veränderung von außen betrachtet kaum sichtbar. Den Unterschied spürte ich erst, wenn ich im Rahmen der Kinästhetik-Workshops die gleiche Maßnahme bei mir anwenden ließ. Ich spürte, wie sich eine kleine Veränderung auf den gesamten Körper auswirkt. Ich spürte, wie alles miteinander zusammenhängt. Diese Erfahrung gab mir einerseits den Mut, im Pflegealltag zu experimentieren und half mir andererseits, ökonomischer und effektiver zu arbeiten.

Vom Defizit zur Ressource

Ich erkannte – endlich – in den Übungen zu konkreten Themen des Pflegealltags, dass kinästhetisches Handeln geprägt ist von einem „Denken in Ressourcen". Mir dämmerte allmählich, dass die Umsetzung der kinästhetischen Bewegungsförderung in die Praxis eine sehr komplexe „Gesamtbewegung" ist: fort von einem Denken, Wahrnehmen und Handeln in Defiziten hin zu einem Denken, Wahrnehmen und Handeln in Ressourcen. Ich begann mich bei den Patienten darauf zu konzentrieren, was sie können, anstatt vorrangig das zu sehen, was sie nicht können. Bei der Bewegungsförderung setzte ich bei diesen Ressourcen an. Ich entdeckte, dass sogar die todkranken Patienten, die ich betreue, mehr können, als ich bisher angenommen hatte.

Häufig hatte ich kinästhetische Ressourcen bei meinen Patienten verkannt: zum Beispiel schaben einige bettlägerige Patienten immer wieder mit ihren Fersen über die Matratze. Durch ständige Reibung kommt es zu Verletzungen der Haut an den Fersen. Um eine Wundheilung zu erreichen, habe ich dann die Fersen der Patienten freigelagert, weil ich die verletzte Haut im Blick hatte und sie entlasten wollte. Mit wenig Erfolg, in der Regel schoben die Patienten alle Lagerungskissen ans Fußende des Bettes und schabten ihre Fersenhaut weiter kaputt. Als ich mein Augenmerk auf die Ressource dieser Patienten richten konnte, ihre selbstständige Beinbewegung, sah ich ein anderes Problem: Sie machen eine Art Gehbewegung, meist ohne von der Stelle zu kommen. Ihnen fehlt, im Liegen, der Boden unter den Füßen – von ihrer eigenen Körperachse aus gesehen. Diesen Boden kann ich ihnen in unterschiedlicher Form anbieten: Ich schiebe meine Handflächen gegen ihre Füße oder lege ihnen eine sehr fest zusammengerollte Decke gegen das Fußende des Bettes. Sie können sich jetzt von diesem „Fußboden" abstoßen und dadurch ihre Lage verändern. Wenn möglich versuche ich, sie an die Bettkante zu setzen um von dort aus weitere Schritte zu entwickeln. Ich habe festgestellt, dass das „Fersenschaben" nachlässt, wenn ich dem betreffenden Patienten mehr Bewegungsunterstützung anbiete. Menschen können ihre Bewegungsmuster selber entwickeln, wenn sie durch ihre soziale und physische Umwelt nicht daran gehindert werden.

Auch bei mir selber konzentrierte ich mich nicht mehr vorrangig auf das, was ich nicht konnte, was mir nicht gelang, sondern auf das, was ich momentan konnte. Ich wendete Prinzipien der kinästhetischen Bewegungsentwicklung auf meinen eigenen Lernweg an: ich suchte und entwickelte meine Ressourcen. Ich definierte also meine Sichtweise von mir und den von mir betreuten Patienten neu. Diese veränderte Sichtweise bezog über kurz oder lang auch meine Teammitglieder mit ein, sowie die Angehörigen der Patienten. Kollegen und Angehörige behielten ihre Mängel und Fehler. Ich nahm sie aber nicht mehr vorrangig als defizitär wahr, ich war bereit, auch bei ihnen Ressourcen zu entdecken – und zu nutzen. Ich entdeckte, dass es eine kinästhetische Erkenntnisentwicklung gibt, die sich im gesamten sozialen Raum entfalten kann.

Von der Last zum Dialog

Viele Bewegungsunterstützungen für die Patienten fielen mir mit der Zeit leichter und einfacher. Das „Hochziehen" eines bettlägerigen Patienten blieb jedoch weiterhin schwierig für mich. Ich musste akzeptieren, dass es keine schnelle Lösung, keine neue Technik gab. Mir half, dass ich gelernt hatte, eine Bewegung zu entwickeln, indem ich durch geführte Gewichtsverlagerung Körpersegmente umsetzen konnte. Bei manchen Patienten war so der „Raupengang" möglich: durch abwechselnde seitliche Gewichtsverlagerung können die jeweils entlasteten Körpersegmente in Richtung des Kopfteils im Bett verschoben werden. Tolerierte der Patient die dafür notwendige Flachlagerung nicht, konnte ich eine Bewegungsunterstützung zum Sitzen anbieten und durch Gewichtsverlagerung das Gesäß schrittweise in die gewünschte Richtung bewegen. Ich begann, Impulse und Widerstände des Patienten nicht als Störung, sondern als Anregung zu interpretieren. Ich versuchte herauszuspüren, wo er bereit ist in der Bewegungsführung mitzugehen und wo er blockiert ist. Ich versuchte, den Weg des Patienten zu finden und zu unterstützen, anstatt ihm eine Bewegung abzunehmen oder aufzuwingen. Weil die Bewegungsförderung zum Dialog wurde, konnte ich bald nicht mehr vom Misslingen einer Bewegungsunterstützung sprechen, sondern eher davon, dass ich den Patienten vielleicht noch nicht verstanden – oder besser „begriffen“ – hatte. Der Patient ist ein körperlicher Dialogpartner, keine Last mehr, die ich mir aufbürde. Allmählich stellte ich fest, dass meine Rückenbeschwerden nachließen und mir die pflegerische Arbeit wieder Spaß machte.

Die Patienten „verändern“ sich

Obwohl ich Menschen betreue, die von einer weit fortgeschrittenen Krebserkrankung betroffen sind und in der Regel körperlich immer schwächer werden, sehe ich mehr Fähigkeiten und Kompetenzen in ihnen als früher. Patienten „machen“ weniger Probleme: Ich selber mache nicht mehr so viel, sondern ich unterstütze ihre Handlungen und Bewegungen. Ich arbeite an der Entwicklung einer partnerschaftlichen Beziehung mit den Patienten und gebe ihnen Verantwortung für sich selber zurück. Die Kinästhetik hat sich für mich zu einem Ressourcenpool entwickelt, der weit über die physische Bewegungsförderung hinaus mein Menschen- und Patientenbild, sowie meine berufliche Weltsicht verändert hat.

Ich sehe Probleme anders oder andere Probleme, frage mich zum Beispiel, ob das „Hochziehen“ im Bett überhaupt so oft nötig ist. Wie kann ich dem „Runterrutschen“ vorbeugen? Kann das „Runterrutschen“ einen Sinn haben? Ist das Sitzen in einem Bett mit hochgestelltem Kopfteil überhaupt physiologisch vorteilhaft? Wer im Bett sitzen will, kann meistens auch – und viel besser – auf einem verstellbaren Sessel sitzen. Und wenn ein schwergewichtiger Mensch, der nicht stehen kann, sich mit meiner Unterstützung vom Bett auf einen Rollstuhl setzen möchte, dann denke ich nicht mehr so oft wie früher „Och nee, nicht schon wieder diese Plackerei“, heutzutage kommen mir eher Gedanken wie: „Na, schau'n wir mal, was sich da heute entwickeln lässt!“

Informationen zur Kinästhetik
Kinaesthetics Deutschland
Berliner Platz 1
D – 24937 Flensburg
Tel.: +49 461 3180 2700
www.kinaesthetics.de

Wo fängt Gewalt an?

Aspekte pflegerischer Berührung

Aus: Dr. med. Mabuse Nr. 149,
Mai/Juni 2003, S. 37–39.

Der folgende Artikel zeigt, wie meine intensive Auseinandersetzung mit der Kinaesthetics-Perspektive mir ermöglichte, mich sozusagen niedrigschwellig mit dem Thema der alltäglichen Anfänge von Gewalt in der Pflege zu beschäftigen. Ich verarbeite in diesem Artikel Erkenntnisprozesse, die sich aus reflektierten Eigen- und Partnererfahrungen im Rahmen meiner Kinaesthetics Fort- und Weiterbildungen entwickelten. Es zeigt sich, dass die Kombination von Selbstansprüchen („Ich muss das und das tun/schaffen") und restriktiven Rahmenbedingungen (Qualitätsstandards, Zeitvorgaben) das Potential von Gewaltentwicklung enthält.

Meine Auseinandersetzung mit Kinaesthetics befähigte mich aber auch, mein Schamgefühl hinsichtlich meiner „missratenen und gewaltimmanenten Pflegehandlungen" zu akzeptieren und den Mut für eine konstruktive Änderung meines Pflegehandelns aufzubringen. Mein Artikel zeigt, dass es einer gewissen Risikobereitschaft bedarf, neue Qualitäten des Pflegehandelns zu entwickeln, zum Beispiel in manchen Situationen die Selbstbestimmung des Patienten der hygienischen Überwältigung vorzuziehen. Seien Sie zuversichtlich: sollte jemand Ihr Handeln beurteilen, überprüfen Sie Ihrerseits Ihre Beurteiler, ob diese sich je auf ein konstruktives Risiko in ihrem Pflegehandeln haben einlassen können.

Es war und ist nicht nur mein Anliegen, praxisnahe, gangbare Wege aufzuzeigen, um die Qualität von Pflegehandlungen zu entwickeln, sondern auch Pflegende zu ermutigen, sich die Definitionshoheit für pflegerischen Erfolg nicht aus der Hand nehmen zu lassen.

Inhaltlich ist dieser Artikel weiterhin hochaktuell.

„Entspannen Sie sich", ist eine häufig von Pflegekräften formulierte Aufforderung an Patienten, zum Beispiel vor einer Lageveränderung. So eine Aufforderung bewirkt meist nichts anderes als ihr Gegenteil. Leicht geraten Pflegende dabei selbst in große Anspannung, bis ihr Handeln Aggressionscharakter annimmt. Es gibt kaum mehr einen körperlichen Dialog mit dem Patienten, man manipuliert seinen Körper. Der Patient wird zum Hindernis im pflegerischen Ablaufplan. Wo fängt Gewalt an?

Ich bemühe mich zu entspannen

„Du bist nicht entspannt!", weist mich meine Mitschülerin zurecht. Oh Gott, wie peinlich. Dabei hatte ich doch eben noch das Gefühl gehabt, entspannt zu sein. Meine Mitschülerin hält meinen rechten Ellenbogen fest in ihren Händen. Wir beide, seit vielen Jahren als Krankenschwestern tätig, nehmen an einem Kinästhetik-Aufbaukurs teil. Wir haben die Aufgabe gestellt bekommen, paarweise eine Bewegungserfahrung zu machen. Meine Partnerin will nicht damit beginnen, bevor ich nicht entspannt bin. „Jetzt entspann' dich doch einfach", drängt sie mich und ich strenge mich auch ziemlich an, um mich zu entspannen. Aber es will nicht funktionieren, im Gegenteil, jetzt spüre ich deutlich, dass ich mich immer stärker anspanne, nicht nur in meiner rechten Schulter, nein, im ganzen Körper. Meine Partnerin wird ungeduldig, schüttelt leicht meinen Arm, wohl wollend, mich in meinen angestrengten Entspannungsbemühungen zu unterstützen. Es tut mir ja so Leid, dass ich die geplante Bewegungserfahrung durch meine Unfähigkeit mich zu entspannen behindere. Ich fühle mich jetzt steif wie ein Brett. Nichts geht mehr. Ich kapituliere: „Ich kann mich nicht entspannen."

Unsere Kinästhetik-Trainerin wird Zeugin meines Missgeschicks. Sie lacht freundlich: „So kommt ihr wahrscheinlich nicht weiter" und schlägt meiner Partnerin vor, sich nicht mit meiner Anspannung zu beschäftigen, sondern sich auf ihren eigenen Körper zu konzentrieren, da sie nur bei sich selber eine Entspannung herbeiführen könne. Das hilft. Mir jedenfalls. Bei der folgenden Bewegungsübung ist meine Partnerin mit ihrem eigenen Körper beschäftigt und lässt mich in Ruhe. Die Situation ist für mich nicht mehr so anstrengend und unangenehm, die Hochspannung fällt allmählich von mir ab.

Der normale Körperalltag in der Pflege

„Entspannen Sie sich“, ist eine häufig von Pflegekräften formulierte Aufforderung an Patienten. Wie ich am eigenen Leib erfahren konnte, bewirkt so eine Aufforderung nichts anderes als ihr Gegenteil. Die verbale Aufforderung zur Entspannung wird meistens mit einem körperlichen Kontakt zwischen Pflegekraft und Patient begleitet, der auf beiden Seiten durch Stress geprägt ist: einerseits durch die Arbeitsbedingungen, wie hoher Zeitdruck, andererseits durch die Krankheitserfahrung des Patienten, die zum Beispiel durch Angst, Schmerzen, Autonomieverlust oder Wahrnehmungsstörungen beinflusst ist. Unter diesem Stress haben die Körper der Kontaktpartner häufig eine sehr hohe Muskelspannung. Das ist der völlig normale Körperalltag in einer Pflegebeziehung. Darüber wird nicht gesprochen, weil es so selbstverständlich ist, dass viele Pflegekräfte das erst körperlich spüren, wenn sie krank werden. Darüber wird auch deshalb nicht gesprochen, weil kaum eine Pflegekraft den Unterschied erfahren hat im Vergleich, wie man unter Zeitdruck entspannt arbeiten kann.

Wenn ich angespannt bin, kann ich mich in meiner Bewegung schlechter einem Kontaktpartner anpassen. Die Bewegung ist sehr anstrengend und kann schmerzhaft werden. Der kranke, geschwächte Mensch wird versuchen, Bewegung zu vermeiden. Als Pflegekraft habe ich in knapper Zeit einen Auftrag zu erfüllen: Der Patient soll gewaschen, gelagert oder auf den Toilettenstuhl gesetzt werden. Ich bemerke, dass ich immer angespannter werde, bis mein Handeln Aggressionscharakter annimmt. Es gibt kaum mehr einen körperlichen Dialog mit dem Patienten, ich manipuliere seinen Körper. Körperliche Äußerungen wie Angst, Unsicherheit, Scham, Schmerzen, Koordinationsstörungen, Schwäche sind Störungen des zügigen pflegerischen Vollzugs. Der Patient wird zum Hindernis in meinem pflegerischen Ablaufplan. Dieses Hindernis muss dem Ablaufplan angepasst, überwunden, überwältigt werden. Der Aggressionscharakter pflegerischer Handlungen verhindert konstruktive Entwicklungen. Das betrifft sowohl die Pflegebeziehung als auch die Beziehungen im Pflegeteam, die, wenn Konsens ist, dass der Arbeitsablauf eine Art Hindernisrennen ist, ebenfalls durch hohe Anspannungen geprägt sind.

Ich wusste nicht, was ich tat

Ich kann mich gut an meine erste Praxisreflexion im Rahmen meines ersten Kinästhetik-Trainer-Kurses erinnern. Die Aufgabe war, zu zweit zu einer Patientin zu gehen; eine von uns sollte die Patientin bei einer Bewegung unterstützen, die andere sollte diese Unterstützung beobachten. Meine begleitende Mitschülerin war mir sympathisch und wohlgesonnen. Trotzdem war es für mich eine beunruhigende Erfahrung, dass mir eine Kollegin bei der Pflege auf die Finger sah. In der anschließenden gemeinsamen Reflexion meiner pflegerischen Unterstützung musste ich feststellen, dass ich zu viel getan und zu schnell gearbeitet hatte. Mir war nicht bewusst gewesen, wie viele und wie unnötige Griffe ich anwandte, dass ich zu viel von der Bewegung der Patientin übernommen und zu wenig auf ihre Eigenbewegung geachtet hatte. Ich ließ der Patientin kaum den Raum und die Zeit, ihr eigenes Bewegungsmuster zu entwickeln. Ich meinte es doch gut, wollte zügig und effektiv arbeiten. Wir bauten beide eine hohe Körperspannung auf. Dadurch wurde die Bewegungsunterstützung sehr anstrengend für beide Beteiligten. Ich habe die Patientin blockiert und behindert, meinem Körper und dem der Patientin Gewalt angetan. Das war für mich der pflegerische Normalzustand, ich kannte es kaum anders. Ich hatte mich immer für eine gute Krankenschwester gehalten. Ich schämte mich …

Dass es auch anders gehen kann, erfuhr ich in den folgenden Lernschritten meiner kleinen Lerngruppe. Meine Mitschülerin und ich erprobten Variationen der

Bewegungsunterstützung, wobei wir versuchten, aufmerksamer auf die Eigenbewegungen der Patientin zu achten. Sie konnte sich übrigens viel besser bewegen, als uns beim ersten Kontakt bewusst geworden war. Für meine bisherige Pflegepraxis musste ich feststellen: Ich tat zu viel und ich wusste nicht, was ich damit bewirkte!

Änderung der Kriterien für pflegerischen Erfolg

Ich beschloss, mich in meiner alltäglichen Pflegearbeit auf ein Risiko einzulassen: Ich wollte versuchen, weniger zu tun und mehr zu beobachten. Zunächst befürchtete ich, meine Arbeit nicht mehr zu schaffen. Was würden die KollegInnen bloß von mir denken? Die tut nichts mehr, die guckt ja bloß. Ich begab mich auf eine Expedition: zur Erforschung der Bewegungsmuster meiner Patienten. Ich sah nicht nur mit den Augen hin, ich erfühlte auch mit meinen Händen die körperlichen Impulse der Patienten und versuchte diese zu unterstützen. Der dafür zunächst notwendige höhere Zeitaufwand ließ sich natürlich nicht bei jedem Patientenkontakt einrichten. Ich beschloss, mir kleine Forschungsinseln im Alltag zu schaffen: Ich pflegte zunächst „wie immer" und verzieh mir das auch, um mich selber nicht zu überfordern. Ich wählte täglich mindestens eine kleine Pflegeunterstützung aus, zum Beispiel Zähne putzen bei einem bettlägrigen Patienten. Diese Aktivität erklärte ich zum Forschungsfeld und nahm mir Zeit, die Eigenbewegung des Patienten zu erkunden und zu unterstützen. Dabei stellte ich fest, dass die Patienten weniger angespannt waren bei der Mundpflege, wenn ich ihre Eigenbewegungen zuließ und unterstützte. Es sah vielleicht nicht immer so ordentlich aus und die Mundpflege war auch nicht so gründlich, als wenn ich sie übernommen hätte. Dafür aber erlebte sich der Patient vergleichsweise selbstbestimmt über seinen Mundraum und wurde nicht von mir hygienisch überwältigt.

Ich beschloss, die Kriterien für meinen pflegerischen Erfolg punktuell zu ändern: Wo ich es verantworten konnte, stellte ich ästhetische (alles muss schön ordentlich sein) und hygienische Ziele (alles muss sauber sein) zurück. Pflegerischer Erfolg war für mich, wenn ich die Eigenbewegung des Patienten unterstützten und verbessern konnte. Die Forschungsinseln wurden zu Erfolgsinseln! Das klappte nicht immer, aber immer mal wieder. Ich baute und sammelte Erfolgsinseln im Meer angespannter Pflege. Es war eine Art Landgewinnungsunternehmung. Natürlich gab es förderliche Ebbe und bedrohliche Flut bei dieser Unternehmung, und hin und wieder eine Sturmflut der Anforderungen an uns Pflegekräfte, bei der es galt, sich irgendwie über Wasser zu halten. Nachdem einiges Land gewonnen war, ging es mir darum, Land zu sichern und Deiche zu bauen. Das geht erfahrungsgemäß nur im Kollektiv.

Ich dokumentierte meine Erfahrungen, thematisierte sie in den Schichtübergaben und bot Arbeitsgruppen an. Es lag mir daran, meine individuellen Erfahrungen in das kollektive Wissen einzuschleusen.

Die Macht der Gedanken

In einem Seminar zum Thema „Berührung in der Pflege“ ließ uns die Trainerin ein Experiment durchführen: Wir suchten uns eine Partnerin. Eine von uns saß auf einem Stuhl, die andere stand hinter der Sitzenden und legte ihr eine Hand auf die Schulter. Die Aufgabe der Stehenden war es, sich nacheinander auf drei verschiedene Gedanken zu konzentrieren. Sie waren vorher, außerhalb des Raumes, von der Trainerin über die Inhalte dieser Gedanken unterrichtet worden. Sie sollten in beliebiger Reihenfolge sinngemäß etwa Folgendes denken: „Ich mag sie (die sitzende Partnerin) nicht“, „sie ist mir sympathisch“ und „ich mag sie sehr gerne“. Alle sitzenden Partnerinnen konnten anschließend die Reihenfolge von zwei positiv gemeinten Berührungen und der negativ gesinnten Berührung richtig benennen. Ihre Berührungsempfindung korrespondierte mit den Gedankenqualitäten der Berührenden. Bei einem ablehnenden Gedanken wurde die Berührung als unangenehm empfunden. Bei einer akzeptierenden, zugewandten gedanklichen Haltung empfanden die Kolleginnen die Berührung als angenehm. Uns wurde etwas mulmig bei der Vorstellung, was wir den Patienten über unsere Gedanken tagtäglich an Berührungsqualitäten zumuten.

Was uns aber richtig überraschte, als wir Stunden später den Tag reflektierten, war die Entdeckung, dass wir die unangenehme Berührung dieses Experimentes körperlich viel klarer nachspüren konnten als die beiden angenehmen Berührungen. Die unangenehme Berührung hatte sich als neuromuskuläre Botschaft nachhaltiger in unseren Körper eingeprägt. Was muss ein Patient, der im Verlauf einer langen Krankheitsentwicklung und Pflegebedürftigkeit notwendigerweise viel angefasst wird, an Botschaften körperlich aufnehmen, was hat sein Körper schon alles gespeichert?

In unseren Körpern steckt unsere Berührungsgeschichte

Die mentalen Botschaften fließen natürlich nicht nur in eine Richtung. Auch ich bekomme Gedanken und Gefühle meiner Kontaktpartner zu spüren, durch die Qualität ihrer körperlichen Reaktion auf meine Berührungsinitiative. Die Gedanken und Gefühle der Patienten gehen auch mir unter die Haut als neuromuskuläre Botschaften, die ich als angenehm oder unangenehm interpretieren kann, wenn ich ein gewisses Bewusstsein für diese Empfindungen zulasse. Welche Berührungserinnerungen haben sich über die Jahre in den Körpern von uns Pflegenden gespeichert? In jedem unserer Griffe steckt unsere Berührungsgeschichte: Angst, Ungeduld, Ekel, Akzeptanz, Aggression, Lust, Scham, Hilflosigkeit, Mitgefühl … Diese Berührungsgeschichte kann uns überwältigen, und wir spüren dann körperlich, dass wir nicht mehr können: uns nicht mehr einfühlen können, nicht mehr akzeptieren können, was wir fühlen müssen. Ich kann gut in meinem Körper nachspüren, wie mich die Berührung der Körper mancher Menschen schwer belastet hat, und ich muss mich innerlich sehr distanzieren, um aufkommende Aggressivität in meinen Handlungen ihnen gegenüber zu kontrollieren.

Selbst wenn ich nicht bewusst meine Gefühle bei einer Berührung reflektiere, so registriert doch das neuromuskuläre System meines Körpers die Qualität des Kontaktes, merkt sie sich und reagiert darauf. Bei einer als unangenehm empfundenen Berührung baut sich Abwehrspannung auf. Jede darauf folgende Bewegung wird durch Anspannung erschwert und womöglich schmerzhaft.

Die beste Berührungs- und Bewegungsmethode nützt nichts, wenn die innere Haltung zum Patienten nicht entspannt ist. Wenn ich einen Menschen nicht mag, wird er sich bei meiner Berührung verspannen, ich blockiere ihn mental. Nun sind mir bestimmt nicht alle Patienten die ich betreuen muss, sympathisch. Wie schaffe ich das bloß, dass ich ohne große Negativ- und Nebenwirkungen einigermaßen neuromuskulär unbeschadet aus der Pflegebeziehung wieder herauskomme?

Die körpernahe Pflege ist ein gefährliches Feld. Es ist Pflegekräften viel zu wenig bewusst, welche Wechselwirkungen sich zwischen den Körpern der Pflegenden und denen der Pflegebedürftigen abspielen und welche Auswirkungen diese Körperkorrespondenz auf uns haben kann. Es wird wenig über dieses Thema gesprochen, es kommt uns zu nah, es ist peinlich, offenbarend. Es muss ja auch nicht darüber gesprochen werden. Was sich über Berührung in die Körper gräbt, sieht ja keiner. Zunächst. Ich kann es aber frühzeitig fühlen und verändern, wenn ich den Mut habe, mich der Reflexion professioneller Berührung zu stellen.

„Ich bin doch nur noch eine Last für euch …"

Umgang mit Todeswünschen im pflegerischen Alltag einer Palliativstation

Aus: Dr. med. Mabuse Nr. 160,
März/April 2006, S. 58–61.

Diesen Artikel habe ich vor zehn Jahren geschrieben. Zu jener Zeit war das Thema „Todeswünsche auf Palliativstationen" noch ein relatives Tabu. Das habe ich auch durch die Reaktionen insbesondere von Ärzten auf meinen Artikel damals erfahren, die befürchteten, durch die öffentliche Thematisierung von Todeswünschen könne ein „schlechtes Licht" auf die Palliativmedizin fallen.

Die Zeiten haben sich geändert. Inzwischen wird offener über Todeswünsche gesprochen, die Themen „Patientenverfügung", „palliative Sedierung", „ärztlich assistierter Suizid" et cetera haben die Öffentlichkeit erreicht. Neu hinzugekommen ist das Thema „Akzeptanz und Unterstützung des freiwilligen Verzichtes auf Nahrung und Flüssigkeit am Ende des Lebens". Dieses Thema wird in meinem professionellen Umfeld mit großem Interesse aufgenommen – weniger für unsere Patienten, denn als Option für uns Profis und unsere Nahestehenden.

Das historische Umfeld hat sich in den letzten zehn Jahren geändert. Inhaltlich ist der Artikel nach wie vor aktuell, an meiner Vorgehensweise hat sich nichts geändert. Nach wie vor gibt es Palliativpatienten, die sich für eine aktive Beendigung ihres Lebens entscheiden und beispielsweise zu EXIT in die Schweiz fahren. Andere Patienten besprechen mit ihren Ärzten die Möglichkeit einer „palliativen Sedierung bis zum Tod". Inzwischen arbeite ich in einem Team, in dem das Thema „Todeswünsche" offener besprochen und wie beschrieben empathisch akzeptierend und professionell begleitet wird.

In den Diskussionen um „aktive Sterbehilfe" wird oft argumentiert, eine gute palliativ-medizinische Betreuung verhindere, dass Todeswünsche überhaupt entstünden. Adelheid von Herz beschreibt, dass das nicht stimmt: Auch bei guter Betreuung auf einer Palliativstation wünschen sich manche Patienten, „dass alles vorbei ist". Wieso ist das so? Und was kann eine Pflegekraft dann tun?

„Schwester, das hat doch alles keinen Sinn mehr …", sagt mir der 80-jährige Herr, der, an Darmkrebs erkrankt, mit einem entkräfteten Körper voller Metastasen, sich kaum mehr bewegen kann. Er fährt fort: „Was ist denn aus mir geworden!? Bei allem brauche ich jetzt Hilfe – ich bin doch nur noch eine Last für euch … am besten wäre es, Sie gäben mir jetzt eine Spritze und dann wäre alles vorbei." So oder ähnlich haben sich immer wieder Patienten, auch unter bester palliativmedizinischer Versorgung, mir gegenüber geäußert. Diese Todeswünsche erreichen in der Regel nicht die gesellschaftliche, mitunter noch nicht einmal die familiäre Öffentlichkeit, da sie auf den intimen pflegerischen Dialog beziehungsweise den interdisziplinären, professionellen Austausch innerhalb der Palliativstation beschränkt bleiben.

Palliativmedizin verhindert Todeswünsche nicht

In der öffentlichen Diskussion um das Thema „aktive Sterbehilfe" wird häufig das Argument formuliert: Wenn unheilbar kranke Menschen nur zufriedenstellend palliativmedizinisch versorgt wären, würde der Wunsch nach aktiver Sterbehilfe bei den Betroffenen nicht mehr auftauchen. Die Palliativmedizin hat den Anspruch, körperliche Begleiterscheinungen unheilbarer Erkrankungen zu lindern und in der Zusammenarbeit mit einem multidisziplinären Team sich auch der seelischen und sozialen Nöte der Schwerkranken anzunehmen. Das Ziel des palliativen Betreuungsteams ist die Linderung belastender Krankheitssymptome sowie die Gewährleistung der bestmöglichen, selbstbestimmten Lebensqualität.

Das palliative Betreuungsteam ist im Rahmen der zur Verfügung stehenden Ressourcen in der Tat erfolgreich, wenn es um die Linderung körperlicher Symptome wie Schmerzen, Atemnot, Übelkeit oder Schluckbeschwerden geht. Sind aber erst einmal körperliche Beschwerden gelindert, treten oft andere Probleme in den Vordergrund: Das dann von mir aus der kontinuierlichen Arbeitsnähe zu meinen Patienten wahrgenommene seelische und soziale Leid übersteigt jedoch aus meiner Sicht immer wieder die Hilfsmöglichkeiten des multidisziplinären Betreuungsteams. Zum Leid des Patienten kommt das Leid der Angehörigen hinzu, und was sie sich oft gegenseitig verschweigen, teilen sie mir, der Krankenschwester, mit: „Ach, wenn doch bloß endlich alles vorbei wäre …"

Den Wunsch eines Patienten nach vorzeitiger Beendigung seines Lebens kann ich nicht einfach abtun mit „Kopf hoch, es wird schon wieder!", denn – es wird nicht wieder. Auch habe ich in solchen Situationen meistens keine Zeit für ein längeres Gespräch, da der nächste Patient bereits nach mir klingelt, weil er Schmerzen hat, sich erbrechen muss oder zur Toilette begleitet werden möchte. Der Psychologe oder Seelsorger steht auch gerade nicht vor der Zimmertür.

Was die Schwerkranken veranlasst, sich den Tod herbeizuwünschen, sind, nach meiner Erfahrung, nicht Schmerzen oder andere Krankheitssymptome. Es ist, nach Aussagen der Patienten, vorwiegend ihre körperliche Schwäche, der Verlust der Kontrolle über ihre Körperfunktionen, ihre Abhängigkeit von Hilfe und die Fortentwicklung dieses Zustandes, den sie nicht bereit sind, weiterhin aushalten zu müssen.

Nun ist es aber gerade meine Arbeit als Pflegende, die auf diesen wunden Punkt trifft: Ich kompensiere körperliche Schwächen, kontrolliere die Körperfunktionen des Patienten und stelle Hilfe zur Verfügung. Es kommt dabei auf meine professionelle Interaktionskompetenz an, wie ausgeprägt ich den Schwerkranken seine Schwäche, seinen Kontrollverlust und seine Abhängigkeit von mir spüren lasse. Aber selbst wenn es mir gelungen scheint, die Eigenaktivität, Selbstkontrolle und Kompetenz des Patienten ermöglicht und gefördert zu haben, äußern einige immer wieder, dass sie doch nur noch eine Last seien und ihnen dieser Zustand unerträglich ist.

Jeder Todeswunsch hat eine Geschichte

Der Todeswunsch eines schwer kranken Menschen kommt nicht unvermittelt, sondern hat eine Geschichte. Am Ende des Lebensweges, durch eine unheilbare Erkrankung hin zum Tod, ist der Betroffene, auch bei bester Symptomkontrolle, eine mehr oder weniger lange Zeit zwangsläufig auf Hilfe angewiesen. Zum Beispiel braucht der Kranke zunehmend mehr die Hilfe eines anderen Menschen bei der Entsorgung seiner Ausscheidungen. Urin, Stuhlgang, Erbrochenes, Wundsekrete,

Trachealschleim, aus physiologischen, pathologischen und operativ angelegten Körperöffnungen können nicht mehr selbstständig beseitigt werden. Das ist peinlich für den Kranken und kann ekelhaft für den Helfenden sein. Es ist für mich ein Ausdruck von schützenswerter Souveränität des Kranken, wenn dieser sagt: „Das ist mir so unangenehm." Die Souveränität weicht einem Verletzungsgefühl, wenn der Kranke, noch mit erhaltenem Selbstbewusstsein, sagen muss: „Ich schäme mich so!" Verzweiflung kann ihn überwältigen, die den verbalen oder nonverbalen Ausdruck von „das ist so furchtbar" wählt, bis er schließlich keinen Gestaltungsausweg mehr weiß als „da will ich lieber tot sein".

Der Todeswunsch als Aggression

Der ausgesprochene Todeswunsch eines Patienten konfrontiert mich mit den Grenzen meiner Einflussnahme. Ich kann diesen Wunsch als eine Kränkung erleben, da ich doch im palliativen Behandlungsteam an der Verbesserung der Symptomkontrolle und Lebensqualität des Patienten arbeite, er mir aber zu verstehen gibt, dass meine, unsere Bemühungen vergeblich sind. Der Todeswunsch des Patienten löst bei mir Aggression aus, zumal meine Arbeitszeit begrenzt ist und andere Patienten bereits dringlich auf mich warten. Mitunter erlebe ich den Todeswunsch sogar als eine Attacke, die meine Zuwendung erzwingen will, da der Patient weiß, dass die Todesspritze keine reale Option auf der Palliativstation ist und Zuwendung, auch auf einer Palliativstation, eine knappe Ressource ist.

Ich spüre viel aggressive Stimmung bei den Beteiligten, die der Äußerung nach dem Todeswunsch beiwohnen. Nun ist Aggression für mich ein Ausdruck von Vitalität, von leben wollen und das Leben genießen wollen. Ich kann den Todeswunsch meiner Patienten als Rebellion des hinfälligen Menschen gegen seine Hinfälligkeit gut nachvollziehen. Mir würde es ähnlich gehen. Wie bin ich denn selber auf diese durchaus realistische Perspektive eines Lebensendes in Abhängigkeit von Hilfe vorbereitet? Was haben sich meine Patienten vorher gedacht, wie ihr Leben und ihre Krankheit ausklingen würden? Die Todeswünsche der Patienten erscheinen mir oft wie verzweifelte Lebenswünsche. „Ich war doch nie krank", sagen mir über siebzigjährige Patienten, „und jetzt das, ... *so* will ich nicht mehr leben." Dass sie einmal hinfällig werden würden, lag wohl außerhalb ihrer Lebensvorstellung.

Wie gehe ich in gedrängter Pflegezeit und aggressiv angestimmt mit diesen Äußerungen um? Ich versuche, sie als Ausdruck von Vertrauen des Patienten mir gegenüber zu betrachten. Ich höre aus diesen Äußerungen auch eine verzweifelte Lebenssehnsucht, die ich gut nachfühlen kann. Auf diese vermutete Lebenssehnsucht und das wohl gewünschte Selbstbild gehe ich ein:

„Sie wirken auf mich wie ein Mensch, der immer sehr aktiv war, der sich auch um andere Menschen gekümmert hat und immer alles im Griff hatte." Viele Patienten können mir das bestätigen. „Sie wären jetzt gerne auch noch so aktiv"; oft fangen Patienten dann zu weinen an und beschreiben mir unter Tränen, wie sie zu gesunden Zeiten gelebt haben. „Und es belastet Sie, dass das jetzt nicht mehr möglich ist." Ich versuche, die Selbstwahrnehmung des Patienten nachzuvollziehen, obwohl mir fast alle sagen: „Schwester, das kann sich keiner vorstellen, wie das ist!"

Was kann ich tun?

Jetzt bin ich an meine lebensgeschichtliche wie auch professionelle Grenze gelangt. Wie gerne würde ich diese Situation gestalten, verändern, wäre aktiv und hätte sie im Griff, hätte Trost, Hoffnung und Perspektiven parat, als Begleiterin. Die mir noch am ehesten angemessene Reaktion erscheint mir jedoch in einer empathischen Passivität zu liegen: hinsetzen, zuhören, zugeben, dass ich mir die Situation des Patienten nicht vorstellen kann und sie auch nicht grundlegend ändern kann. Wenige Minuten. Ich fasse mich schließlich und reduziere mich auf mein professionelles Feld, in dem ich handlungsfähig bin: Ich überprüfe, ob

- … meine situative Arbeitsweise oder der aktuelle Arbeitsablauf das Gefühl der Abhängigkeit und des

Kontrollverlustes beim Patienten verstärkt haben könnten?

- … körperlichen Beschwerden wie Schmerzen, Übelkeit, Erbrechen, Luftnot oder seelische Beschwerden wie Angst, Einsamkeit, Depression vom Behandlungsteam bisher unterschätzt und unzureichend behandelt wurden?
- … der Patient ausreichend Ruhezeiten findet und nachts schlafen kann?
- … es bisher übersehene oder unterschätzte Sorgen im sozialen Bereich gibt: Empfindet sich der Patient als Last für die betreuenden Angehörigen? Versuchen die Angehörigen, eine Entlassung nach Hause zu vermeiden?

Nach den gewonnenen Eindrücken biete ich entsprechende Möglichkeiten der Entlastung an:

- Besteht der Wunsch nach einem Gespräch mit dem Arzt, Seelsorger, Sozialarbeiter?
- Wäre eine ehrenamtliche Begleitung jetzt entlastend?
- Wäre ein pharmakologisch herbeigeführter Schlaf von begrenzter Dauer hilfreich?

Manche Patienten entscheiden sich für eines der Angebote. Anderen reicht mein Versuch aus, ihren Wunsch zu verstehen und Hilfe anzubieten.

Möglichst viel Entscheidungsspielraum

Mein pflegerisches Angebot, die *nicht so leben* wollenden Patienten sinnvoll zu begleiten ist, ihnen möglichst viel Entscheidungsspielraum und Selbstverantwortung zu ermöglichen: Sie sollen über die Gestaltung der – in meinem Fall – pflegerischen Interaktion mitentscheiden. Schritt für Schritt. Selbst der körperlich schwächste Patient kann über eine Auswahl von angebotenen Betreuungsmöglichkeiten entscheiden. Damit gebe ich ihm die Möglichkeit – und ich fordere es auch von ihm –, aktiv zu sein, seine Situation zu kontrollieren, selbst wenn es sich um die Entscheidung für einen pharmakologisch herbeigeführten, zeitlich begrenzten Schlaf handelt. Im Verlauf zunehmender körperlicher Hinfälligkeit ist ein Mensch mitunter überfordert, sich *für* etwas zu entscheiden. Dann muss ich, handelnd, pflegerische Möglichkeiten anbieten, sodass sich der Mensch gegebenenfalls immer noch durch körperliche Abwehr *dagegen* entscheiden kann. Ich definiere und dokumentiere einen zeitlich nach wie vor eng begrenzten Pflegekontakt nicht quantitativ, sondern qualitativ: nicht „was habe ich alles getan", sondern „wie habe ich es getan" und „warum habe ich die eine oder andere Pflegemaßnahme unterlassen".

Sie wollen leben, aber nicht so

In der Regel bleibt der ausgesprochene Todeswunsch der Patienten, die ich betreue, eine Episode. So scheint es. Vielleicht ist dieser Wunsch eine letzte vitale Revolte gegen den Verlust der körperlichen Autonomie. Eigentlich wollen sie ja leben. Aber sie wollen *nicht so leben.* Ich vermute, dass, trotz bester Symptomkontrolle, viele unheilbar kranke Menschen im Verlauf ihres körperlichen Verfalls der Wunsch nach vorzeitigem Todeseintritt heimsucht. Sie äußern möglicherweise diesen Wunsch nicht, weil sie nicht auch noch damit ihre Umwelt belasten wollen. Sie schämen sich vielleicht für diesen Wunsch, können ihn gar nicht mehr äußern oder sprechen ihn verdeckt aus, so, wie mir immer wieder Patienten sagen: „Ich habe keine Angst vor dem Tod – aber vor dem Sterben."

Nicht immer ist der ausgesprochene Todeswunsch eine Episode. Im Verlauf der vergangenen Jahre haben sich drei der von mir im Palliativbereich betreuten Patienten das Leben genommen: Eine Patientin hatte um Entlassung gebeten, um sich mit Unterstützung eines Sterbehilfevereins in der Schweiz das Leben zu nehmen, kurz bevor sie pflegebedürftig wurde. Zwei Patienten haben sich, ohne Hilfe anderer Menschen, gewalttätig selber das Leben genommen. Alle drei Lebens- und Sterbensgeschichten haben mich sehr erschüttert und mir die Grenzen des palliativen Betreuungsangebotes deutlich aufgezeigt.

„Es überwältigt mich nicht mehr ... so"

Belastende Pflegesituationen und Kinaesthetics

Aus: Dr. med. Mabuse Nr. 181,
September/Oktober 2009, S. 30–32.

Auch in diesem Artikel stelle ich dar, wie mich die Kinaesthetics-Perspektive unterstützt hat, einen konstruktiven und offenen Umgang mit weiteren Tabuthemen in der Pflege zu entwickeln. Immer wieder habe ich erfahren, wie ich selber notwendige pflegerische Maßnahmen widerwillig und hastig durchgeführt, verdrängt oder unterlassen habe, weil mich – eigentlich den Situationen angemessene – natürliche Regungen wie Ekel, Angst oder Scham überwältigt haben. Anderen Pflegenden mag es ebenfalls so gehen. Pflegende sind in solchen Situationen auch in Not, nicht nur der betroffene Patient. Es kommt hinzu, dass der Patient genau spürt, wenn sich Pflegende ekeln, schämen, ängstigen. Wo kommt dann noch Hilfe her?

In diesem Artikel stelle ich eine – wie ich finde – unterschätzte Leistung Pflegender vor: die Entwicklung mentaler Disziplin, um belastenden Herausforderungen professionell begegnen zu können. Ich beschreibe hier eine Methode des Fokus-Wechsels mit Hilfe der Kinaesthetics-Perspektive. Für meine Pflegearbeit wurde es sehr entlastend, mir das

Denkwerkzeug Kinaesthetics nicht nur für physisch, sondern auch für psychisch und sinnlich belastende Situationen erschließen zu können. Mein Weg durch belastende pflegerische Herausforderungen wurde die Methode der Fokussierung auf von mir positiv bewertete Aspekte der pflegerischen Interaktion: z. B. der effektiven Bewegungsförderung.

Es handelt sich hier um einen meiner ersten interaktiven Artikel. Ich biete dem Leser die Möglichkeit an, bei sich selber durch angeleitete Eigenerfahrung einen Perspektivwechsel zu erschließen, sich – nach der vorangegangenen Lektüre des Artikels – von seinen mentalen Assoziationen zu eigenen Ekelerfahrungen zu distanzieren, indem er sich auf leibhaftige Bewegungserfahrungen einlässt.

Ich erinnere mich an einen Leserbrief, in dem die Verfasserin ihr Befremden darüber äußerte, warum ich noch in der Pflege arbeite, wenn ich mich bei der Arbeit ekele. Ekel ist ein natürlicher Schutzimpuls, den Pflegende vermutlich – wie andere Schutzimpulse z. B. Angst und Scham – verdrängen müssen, um handlungsfähig zu bleiben. Das kann dann irgendwann gewaltig hochkochen und zu Aggressionen und Schuldgefühlen führen. Also: besser ist es zu lernen, die erwartbaren Zumutungen des Berufes thematisieren und bearbeiten zu können. Dann würde es zum Beispiel auch nicht immer wieder passieren, dass Patienten – zumal die bettlägerigen und diejenigen, die Opiate zur Schmerztherapie erhalten – mit hartnäckiger Verstopfung aus dem Krankenhaus ins Hospiz verlegt werden. In den Pflegeüberleitungen fehlen dann oft auch Angaben über den letzten Stuhlgang. Darum hat sich keiner gekümmert. Dabei ist es elementar für die Lebensqualität, ja für das Überleben, dass die gastrointestinale Passage frei durchgängig gehalten wird! Appetitlosigkeit, Übelkeit, Erbrechen bis Darmverschluss sind sonst die oft unnötigen Folgen unserer Verdrängung.

Der Patient kann nicht abhusten. Die Krankenschwester sucht nach Möglichkeiten, ihm zu helfen, und greift auf die Bewegungslehre Kinaesthetics zurück. Der zähe Schleim löst sich und kommt raus. Aber noch etwas passiert: Der Ekel, den sie sonst vor Sputum empfindet, rückt in den Hintergrund. Der Bericht einer überraschend hilfreichen Entdeckung.

Von Pflegenden wird erwartet, dass sie professionell mit Ekel erregenden Situationen umgehen können. Schließlich sind sie zuständig für Interaktionen, die normalerweise mit Kontaktvorbehalten verknüpft sind. Sie haben mit menschlichen Ausscheidungen aller Art zu tun sowie mit körperlichen Gestaltungen und Verhaltensweisen, die Abscheu, Kontaktvermeidung und Rückzug provozieren. Nicht jeder Mensch ekelt sich gleichermaßen und in jeder Situation vor dem Geruch von Stuhlgang, einer verwahrlosten Mundhöhle, einem verschwitzten, verfetteten, trägen Leib oder anzüglichen Bemerkungen eines anderen Menschen.

Ich muss aber zur Kenntnis nehmen, dass ich auch nach jahrzehntelanger Tätigkeit in der körperlichen Pflege schwerkranker Menschen mein Ekelgefühl samt Fluchtimpuls in vielen Nah-Mensch-Erfahrungen nicht verloren habe. Die für mich so ziemlich ekelhafteste menschliche Ausscheidung ist Sputum, dieser schleimig-zäh-ziehende, klebrig anhaftende, manchmal mit Verdickungen versetzte, in gelb-grün-bräunlichen Farbtönen schimmernde Schleim aus den Atemwegen kranker Menschen. Als eine besondere Grausamkeit während der Pflegeausbildung empfand ich deshalb die Pflicht, jeden Morgen die Sputumbecher oder die Gläser mit abgesaugten Trachealsekret zu reinigen. Ab und zu mussten wir auch eine Probe zur Untersuchung entnehmen. Die Pflegehilfsmittel haben sich mittlerweile arbeitserleichternd weiterentwickelt. Das Sputum ist für mich eine Plage geblieben.

Wenn Ekel-Haft droht

Pflegende entwickeln verschiedene und unterschiedlich wirkungsvolle Strategien, mit Ekelhaftem umzugehen: die Verwendung effektiver Auffang- und Wegwerf-Materialien, die zügige Beseitigung von Ausscheidungen, die gegenseitige kollegiale Unterstützung und der Emotionsausbruch in geschützten Räumen, das entlastende Gespräch, der zeitnahe Kleidungswechsel und die Dusche, der Einsatz von Aromaöl und vieles mehr.

Mithilfe dieser Strategien erwehre ich mich des Anhaftens des Ekel-Haften an meinem Körper.

Daneben gibt es andere Herangehensweisen. Durch „mentale Umleitung“ etwa kann ich verhindern, dass das Ekelgefühl überhaupt ausgelöst wird, das heißt, der Ekel nimmt mich gar nicht erst in Haft. Bekannt ist sicher: Was bei manchen Menschen Ekel hervorruft, gereicht anderen Menschen zur Lust. Diese Art von Umleitung sollte ich als Krankenschwester behutsam überdenken. Ich sehe sie aber durchaus aktiviert, wenn ich mit lustvoll anatomischem Interesse eine – durch einen exulzerierenden Tumor verursachte – entstellende Wunde im Kopfbereich eines Menschen betrachte. Ich führe mit entspanntem und dem Patienten zugewandten Gesicht die Wundbehandlung durch und prüfe interessiert am Geruch, ob meine Strategie der Wundspülung effektiv ist. Auch fühle ich mich gestalterisch herausgefordert, einen Wundverband zu entwickeln, der das äußere Erscheinungsbild so weit wie möglich normalisiert.

Perspektivenwechsel

Eine neue Fährte zur Umleitung des Ekelgefühls entdeckte ich eher zufällig – als Nebenprodukt meines beruflichen Forschungsdrangs. Herr F. litt an einer unheilbaren Tumorerkrankung. Die Ausbreitung der Tumore machte es ihm unmöglich, sich aufzusetzen. Ihn plagte,

ebenfalls tumorbedingt, viel zähes Sekret in den Atemwegen. Durch schleimlösende Medikamente wurde das Sekret zwar flüssiger, aber auch mehr. Herrn F. fehlte die Kraft, seinen großen und schweren Körper so zu organisieren, dass er im Liegen effektiv abhusten konnte. Er wollte und konnte sich auch nicht in eine Seitenlage begeben, in der wir über Massagetechniken das Abhusten hätten unterstützen können. Den Einsatz eines Absauggerätes lehnte er ab. Der geistig klare Patient wollte auch nicht sediert werden. Mit rasselnder und schwerer Atmung lag Herr F. in flacher Rückenlage im Bett und wurde zunehmend aggressiver. Was nun?
Ich überlegte, etwas auszuprobieren. Seit geraumer Zeit befasse ich mich mit der Anwendung von Kinaesthetics in der palliativen Pflege. Ich beschloss also, den festsitzenden Schleim und dessen Herausbeförderung systematisch aus der Bewegungsperspektive zu betrachten. Kinaesthetics ist ein Lernmodell zur Entwicklung von Bewegungskompetenz. In der Pflege denkt man bei Kinaesthetics meistens an äußerlich wahrnehmbare Aktivitäten der Fortbewegung von PatientInnen. In den Kinaesthetics-Kursen lernen und erfahren Pflegende im eigenen Körper, welche Wirkung ihr jeweiliges Tun auf sie selber und auf die PatientInnen hat, mit denen sie gerade arbeiten.

Eine der erfahrbaren Wirkungen meines Tuns war, dass meine äußere Bewegung Auswirkungen hat auf meine inneren Bewegungen. Es ist weder neu noch überraschend, dass Atmung und Gastrointestinalpassage durch Bewegung beeinflussbar sind. Pflegende müssen aber manchmal das Selbstverständliche neu entdecken, um diese Erfahrung in der gezielten Anwendung am Patienten unterstützend nutzen zu können.

Konzentration auf die Analyse

Ich beschloss, Herrn F.s liegende Position kinästhetisch zu analysieren, und zwar hinsichtlich ihrer Tauglichkeit zur Durchführung der Aktivität Husten. Husten ist eine stoßweise Kontraktion zahlreicher Muskeln im Brust- und Beckenbereich, mit der willkürlichen oder unwillkürlichen Absicht, durch eine stoßweise Ausatmung den in den Atemhohlräumen befindlichen Schleim mittels beschleunigten Luftstromes aus dem Menschen hinauszubefördern. Die effektive Durchführung der Aktivität Husten ist abhängig von der Möglichkeit, sowohl vor als auch nach dem Hustenstoß vertieft einatmen zu können. Die für den Husten notwendige Bewegung wird hauptsächlich im Bereich Brustkorb und Becken entwickelt. Arme und Beine können die Bewegung der Rumpfmuskulatur durch die Steuerung einer gezielten Gewichtsverlagerung unterstützen.

Die Leserin und der Leser mögen sich jetzt in Rückenlage begeben und husten … Tun Sie das einfach mal …

Zwischen Stolz und Abscheu

Vermutlich haben Sie sich mit den Unterarmen und Füßen auf dem Boden abgestützt. Sie konnten so – durch Gewichtsverlagerungen mithilfe der Beine und Arme – die Ihren Brustkorb bewegende Muskulatur unterstützen, die für die Aktivität Husten notwendigen streckenden und beugenden Bewegungen durchzuführen.

Herr F. konnte aber seine Beine nicht mehr alleine aufstellen und hatte nur wenig Kraft in den Armen. Ich bat eine Angehörige, die mit im Zimmer war, um Hilfe. Sie sollte Herrn F.s mit meiner Unterstützung aufgestellten Beine so halten, dass er bei einem Hustenstoß das Gewicht der Beine in Richtung der Füße verlagern konnte. Den Druck seiner Arme in Richtung Matratze konnte Herr F. selber steuern. Ich erklärte ihm und seiner Angehörigen das Vorhaben, ihn in seinen Husteninitiativen koordiniert bewegungsfördernd zu begleiten. Ich übernahm dabei die Aufgabe, die Muskelkontraktion im Thoraxbereich zu unterstützen, indem ich während des ausatmenden Hustenstoßes mit meinen Handflächen einen verstärkenden Druck auf den unteren Brustkorb ausübte. Dann legten wir in konzertierter Aktion los. Nach drei, noch eher verhaltenen Hustenstößen sagte Herr F.: „Das ist gut, es löst sich.“ Es folgten drei, vier weitere Hustenstöße, dann lag das Sputum offenbar auf der Zunge. Bei dieser Vorstellung flutete mich kurz Ekel an, zumal sich das Abhustgeräusch „brockig“ angehört hatte, dann beschloss ich, die Sache als Erfolgsergebnis zu verstehen. Herr F. wurde das anscheinend zähe Substrat im Mund nicht so recht los. Er deutete auf den neben dem Bett liegenden Zellstoff. Seine Angehörige hielt ihm einige Lagen vor den Mund, und Herr F. spuckte den Schleim aus. Noch einmal war ich hin- und hergerissen: zwischen Abscheu und Stolz auf mein Arbeitsergebnis.

Herr F. indes war begeistert und fragte: „Warum haben Sie mir das nicht schon längst früher angeboten?“ – „Ähm, soll’n wir grad’ noch mal?“, schlug ich ausweichend vor. Es gelang uns, in gleichzeitig-gemeinsamer Interaktion, Herrn F.s Atemwege aktiv und kontrolliert von Schleim zu befreien. Herr F. war erleichtert. Er konnte jetzt für einige Zeit frei atmen. Und wusste, wir würden ihn bei Bedarf wieder wie erprobt unterstützen.

Herausforderung statt Belastung

Obwohl Sputum bei mir nach wie vor Ekel auslösen kann, habe ich die Situation mit Herrn F. nicht als Belastung, sondern als Herausforderung erlebt. Durch diese Erfahrung wurde mir bewusst, dass mir mit Kinaesthetics ein Werkzeug zur Verfügung steht, das mir nicht nur in körperlich anstrengenden, sondern auch in sinnlich und emotional belastenden und überwältigenden Pflegesituationen analytische und operative

Kompetenz gibt. Aus dem Blickwinkel der Bewegung betrachtet kann ich solche herausfordernden Situationen in einen anderen Zusammenhang stellen, gedanklich andere Assoziationen und Wertungen entwickeln und konstruktive Sichtweisen und Handlungsoptionen entdecken.

- Meinem Ekel vor Erbrochenem kann ich mental eine Analyse der wahrnehmbaren Bewegungsaspekte des Erbrechens entgegensetzen, um diagnostische Hinweise zu gewinnen und um die Aktivität des Erbrechens zum Beispiel durch Umgebungsgestaltung effektiver zu unterstützen oder durch gezielte Bewegungsgestaltung zu vermeiden.
- Meiner Angst in der Unterstützung von PatientInnen mit schwerer Atemnot setze ich mental die Analyse der Atemnot aus der Bewegungsperspektive entgegen, aus der ich wirkungsvolle Handlungsoptionen entwickeln kann.
- Der für mich schwer erträglichen Todesangst von schwerkranken Patienten kann ich die Hinführung zur Gegenwart ihres Lebens entgegensetzen durch Konzentration auf ihre verbliebenen Fähigkeiten. Sie können sich als kompetent und gegenwärtig erfahren, was ihr Selbstwertgefühl und ihre Lebensqualität positiv beeinflusst.
- Meiner Scham, etwas „falsch" gemacht zu haben und das verheimlichen zu wollen, kann ich meine

Wirkungsforschung entgegensetzen und ich kann den kommunikativen Prozess der gemeinsamen Reflexion im Team über die Wirkungen meines und unseres Tuns anregen.

Empathie bleibt

Ekel, Angst und Scham verschwinden nicht durch Kinaesthetics, aber sie überwältigen mich nicht mehr. Kinaesthetics ist ein Denkwerkzeug, mit dem ich meine Erfahrungen aus einer klar strukturierten Bewegungsperspektive heraus analysieren kann. Damit finde ich die mentale Disziplin, belastende Pflegesituationen emotionsentfrachtet zu betrachten. Außerdem zeigt mir Kinaesthetics eine Methode, die Wirkungen meines Tuns systematisch zu erforschen.

Dadurch fühle ich mich solchen Situationen nicht mehr so ausgeliefert, sondern suche aktiv nach neuen unterstützenden Sichtweisen und professionellen Handlungsoptionen. Das Denkwerkzeug kann bis zur Waffe geschmiedet werden gegen Überwältigungen durch meine Emotionen. Wie im Kampfsport trainiere ich mithilfe der kinästhetischen Herangehensweise, trotz äußerer Stressfaktoren meine Muskelspannung bewusst zu regulieren, um aufmerksamer wahrnehmen zu können und mich nicht in meiner Bewegung zu blockieren.

Dann spüre ich auch, wann es ein passender Moment sein kann, dem Patienten, der erschöpft ist von wiederholtem Erbrechen, zu sagen: „Das ist ja echt zum Kotzen.“ Und er macht gleichzeitig die Erfahrung, dass ich ruhig und entspannt bei ihm bleibe – als Ergebnis zeitgleich stattfindender mentaler Arbeit gegen lauernden Ekel! – und ihn professionell entlastend unterstütze. Der Patient scheint Empathie und Kohärenz zu spüren, wenn er mir darauf antwortet: „Da haben Sie mir aus der Seele gesprochen.“

Begreifende Pflege

Eine andere Art von Erfahrungsbericht

Aus: Dr. med. Mabuse Nr. 223,
September/Oktober 2016, S. 32–34.

Nach meiner Einschätzung waren es in den vergangenen Jahren weniger meine Erfahrungsberichte aus der körpernahen Pflege, die beim interessierten Leser oder Zuhörer zu „Aha-Erlebnissen" führten. Es waren eher die im Rahmen unterschiedlicher pflegepraktischer Lernsequenzen angeleiteten Eigenerfahrungen, die wir in unseren Lerngruppen anschließend gemeinsam analysierten und reflektierten. Es war das körperlich-interaktive Erfahrungslaboratorium, das zu entscheidenden Erkenntnissen führte.

In diesem Artikel rücke ich dem Leser deshalb auch „hautnah" auf die Pelle. Der Leser kann sich entscheiden, in der partnerschaftlichen Interaktion zu erspüren, was es für ihn bedeutet, Kontrolle über den eigenen Körper abzugeben bzw. seinen Körper kontrollieren und steuern zu können. Es geht bis unter die Haut, es geht um das Selbst- und Fremdverständnis Pflegender und die Selbstwirksamkeitserfahrung aller an der pflegerischen Interaktion Beteiligten.

Im Pflegealltag spielt der körperliche Kontakt zwischen Pflegenden und Patienten eine große Rolle: Patienten benötigen Unterstützung bei der Körperpflege, beim Aufstehen und beim Essen. Typische Formulierungen Pflegender wie „Ich habe ihn gewaschen und mobilisiert" vermitteln den Eindruck, als ob hier alle Aktivitäten – und damit auch alle Kontrolle – von den Pflegenden ausgeht. Adelheid von Herz zeigt anhand von praktischen Selbstversuchen, warum es sich lohnt, Berührung als interaktiven Prozess wahrzunehmen. Lesen und ausprobieren!

Eine Patientin von mir, Frau S., fühlt sich unsicher beim Aufstehen von der Bettkante und bittet mich um Unterstützung. Es gibt für mich viele Möglichkeiten, diese Unterstützung zu gestalten. Entscheidend für meine Wahl sind die Ideen, die mich in dieser Situation leiten. Der Patientin Frau S. geht es nicht anders, auch sie hat die Wahl, auch sie hat Ideen.

Ich stelle Frau S. meine Arme zum Abstützen zur Verfügung. Sie nimmt mit einer Hand Kontakt zu einem meiner Arme auf, sucht und tastet aber gleichzeitig mit der anderen Hand ihre Umgebung ab. Ich ziehe mit meinem freien Arm einen Lehnstuhl heran. Frau S. nimmt Kontakt mit dem stabilen Gegenstand auf, stützt sich mit einer Hand auf die Armlehne, mit der anderen greift sie die Rückenlehne, sie verlagert ihr

Körpergewicht in kleinen Schritten vom Becken auf ihre Füße und begibt sich so in den Stand.

Frau S. hat sich von der unterstützenden menschlichen Berührung distanziert und Kontakt zu einem unbelebten stabilen Gegenstand aufgenommen, um sicherer aufstehen zu können. Mein Unterstützungsanteil bestand darin, diesen stabilen Gegenstand erreichbar zu machen.

Kontakt herstellen

Worin der Unterschied besteht zwischen dem Kontakt zu einem lebenden Organismus und dem zu einem stabilen Gegenstand, musste ich mir selbst erst bewusst machen. Stellen Sie sich vor, Sie stehen in der U-Bahn oder im Bus. Halten Sie sich lieber an der Griffstange fest oder an einer anderen Person? Bei der Griffstange weiß ich, sie bleibt stabil und ist damit berechenbar. Fasse ich hingegen einen Menschen an, weiß ich vorher nicht, wie der reagiert, er ist nicht berechenbar. Fasst dieser andere Mensch von sich aus aktiv mich an, wird es noch unübersichtlicher. Jetzt muss ich wortwörtlich auf alles „gefasst“ sein: Was will der von mir? Was macht der jetzt mit mir? Die Aussicht, die Kontrolle über den eigenen Körper zu verlieren, macht den meisten Menschen Angst.

Der Patient als Gegenstand des An-Griffs

Pflegende müssen häufig unter Rahmenbedingungen arbeiten, in denen unberechenbare Reaktionen von Patienten als Risiko wahrgenommen werden. In ihrer Handlungsnot kommt es vor, dass Pflegende die Kontrolle über die Pflegesituation vollständig übernehmen: Sie vollziehen in vorgegebener Zeit die Pflegeaktivitäten am Patienten. Dessen Reaktionen drohen dabei den Vollzug zu behindern und werden als Störung bewertet: „der Patient wehrt sich", „arbeitet dagegen", „ist zu langsam", „macht nicht mit" und schließlich „macht sich steif". Eine hohe Muskelspannung aufzubauen, ist als „Totstellreflex" eine bewährte Schutz- und Abwehrreaktion bei einem als Angriff wahrgenommenen Kontakt und damit eine kompetente Reaktion des Patienten, wenn Kampf und Flucht nicht mehr möglich sind. Der Patient macht sich durch seine Muskelspannung fest, ähnlich einem Gegenstand, und ist alsdann für Pflegende berechenbarer. Sowohl Patient als auch Pflegende haben so wieder – durch die beidseits hohe Muskelanspannung allerdings schmerzhafte – Kontrolle über ihre Interaktion.

Eine positive Erkenntnis, die ich aus dieser Erfahrung dennoch schöpfen kann, ist: Jede Reaktion eines anderen Menschen auf meine Kontaktaufnahme kann ich als Kompetenz be- und aufgreifen. Es liegt an meiner Bereitschaft zur Aufmerksamkeit, aber auch an der wertschätzenden Haltung des Teams, in dem ich arbeite. Wertschätzung kann in diesem Sinne bedeuten, dem Patienten auch im hektischen Pflegealltag so viel Kontrolle wie möglich über seine Situation zu lassen, ohne damit meine Kontrolle über mich zu gefährden.

Was bedeutet „Kontrolle haben"?

Arbeiten Pflegende in einem Team, das die gemeinsame Haltung leben möchte, andere Menschen als lebende und damit unberechenbare Organismen wertzuschätzen, bedeutet das unter anderem, dass sie sich aktiv mit der Kunst auseinandersetzen müssen, dem Patienten weitestgehend die Kontrolle zu überlassen. Das ist eine Entscheidung, die unter die Haut geht. Um Ihnen das jetzt begreifbar zu machen, liebe Leserin, lieber Leser, gebe ich Ihnen einige Anregungen, mit denen Sie Ihre eigenen Erfahrungen im Kontakt zu einem Partner erforschen können. Sie können sich dabei entscheiden, ob Sie während der vergleichenden Erfahrungen mit Ihrem Partner darüber reden wollen oder erst anschließend. Beides hat Einfluss auf Ihre Aufmerksamkeit für die Wahrnehmung von Details.

Stellen Sie sich auf ein Bein und prüfen Sie eine Weile Ihre Balance in dieser Position. Dann bietet Ihnen Ihr Partner eine Berührung an, um Sie zu stabilisieren. Ihr Partner erprobt Variationen der Berührung, mit einer, mit zwei Händen, an unterschiedlichen Körperteilen. Lassen Sie sich Zeit, um die Wirkung der Berührungen auf Ihre Körperspannung wahrzunehmen. Dann stellen Sie sich kurz auf beide Beine und lockern Ihre Muskulatur. Gehen Sie wieder in den Ein-Bein-Stand. Jetzt werden Sie selbst aktiv: Nutzen Sie den Körper Ihres Partners, um sich zu stabilisieren. Geben Sie ihm Anweisungen, wie er sich dafür positionieren soll. Prüfen Sie die Wirkung des Kontaktes auf Ihre Körperspannung. Lösen Sie den Kontakt zu Ihrem Partner. Stabilisieren Sie sich jetzt im Vergleich durch den Kontakt zu einem stabilen Gegenstand. Prüfen Sie die Wirkung auf Ihre Körperspannung. Gehen Sie diese Vergleichserfahrungen auch im Rollentausch durch.

Sichern Sie sich Ihre Erfahrungen durch kurze Notizen über Ihre Wahrnehmungen. Tauschen Sie sich anschließend mit Ihrem Partner über Ihre Erfahrungen aus. Vertrauen Sie Ihrem Körper, lassen Sie sich nichts in Ihren Körper reinreden.

Selbstwirksamkeit erfahren

Eine zweite Erfahrung, die ich Ihnen über den Selbstversuch zugänglich machen möchte, betrifft das Anreichen von Flüssigkeit oder Nahrung. Zwei verschiedene Arten des Anreichens können die unterschiedlichen Qualitäten dieser Pflegeaktivität erfahrbar machen. Die Zielsetzung ist, dem Unterstützten die Kontrolle über das Anreichen zu überlassen. Er soll entscheiden, ob und wie viel er trinken will.

Bitten Sie einen Partner um Unterstützung Ihres Erfahrungslernens. Nehmen Sie sich ein mit Wasser gefülltes Glas und setzen Sie sich nebeneinander. Ihr Partner schließt die Augen. Stellen Sie sich vor, dass Sie taub sind. Mit anderen Worten: Halten Sie beide mal den Mund. So können Sie sich besser konzentrieren. Stellen Sie sich vor, Ihr blinder/tauber Partner ist zu schwach, um das Glas allein zu halten. Sie reichen daher hintereinander auf zwei unterschiedliche Arten das Wasser an. Beide Partner achten jeweils darauf, welche Unterschiede sie dabei erfahren: Reichen Sie zunächst zwei/drei Schlucke Wasser an, ohne dass Ihr Partner Kontakt zu Ihrem Arm/Ihrer Hand hat. Anschließend führen Sie eine Hand des zu Unterstützenden an Ihren anreichenden Arm, sodass ein Hand-Hand- beziehungsweise ein Hand-Arm-Kontakt zwischen Ihnen hergestellt wird. Reichen Sie wieder zwei/drei Schlucke Wasser an. Stellen Sie das Glas ab. Ihr Partner öffnet die Augen. Tauschen Sie sich aus, welche Unterschiede Sie in den beiden Arten des Anreichens erfahren haben. Führen Sie diese Versuchsanordnung mit vertauschten Rollen durch.

Möglicherweise haben Sie jetzt eine Erfahrung gemacht, die sich in etwa so zusammenfassen lässt: Hat der Unterstützte Handkontakt zur anreichenden Hand, so kann er diese kontrollieren und durch Druck- und Zugimpulse steuern. Er kann dabei Folgendes beeinflussen: die nonverbale Information, ob er etwas angereicht bekommen möchte oder nicht; die Geschwindigkeit des Anreichens; die Richtung des Angereichten (etwas höher, tiefer, links, rechts); die Menge des Angereichten; die Vorbereitung seiner Mund-/Schluckanatomie sowie seine aktive Schluckmotorik.

Das Anreichen wird nicht unbedingt länger dauern als ohne Kontakt, vielleicht sogar schneller gehen. Sie werden aber die Gefahr einer Aspiration verringern, da der Unterstützte mehr Kontrolle über die zugeführte Portion und seine Schluckmotorik hat. Außerdem werden das Selbstwertgefühl und das Vertrauensverhältnis gestärkt, weil der Unterstützte die Erfahrung macht, dass seine Kontrolle über die Situation wertgeschätzt wird. Sie ermöglichen dem so Unterstützten eine Erfahrung seiner Selbstwirksamkeit. Schon das allein ist eine heilsame Erfahrung, unabhängig von dem aktuellen oder erwartbaren Status der Organfunktionen.

Hand halten – aber wie?

Ich arbeite in der palliativen Pflege. Es gibt als Sinnbild für diesen Pflegebereich einen ikonografischen Standard: die gehaltene Hand. Unten liegt in der Regel eine faltige Hand, auf deren Handrücken sich eine deutlich faltenärmere Hand abgelegt hat. Das Bild soll wohl signalisieren: „Ich halte dich fest“ oder „Du bist nicht allein“.

Mich ängstigt dieses Bild: Welche Chance hat die – vermutlich sehr geschwächte – faltige Hand, auf diese Berührung zu reagieren, wenn eine Last auf ihrem Handrücken ruht? Glücklicherweise gibt es auch einige andere Fotos, auf denen die schwache Hand mit ihrer Handinnenfläche auf der Handinnenfläche einer Kontaktperson liegt, vielleicht sogar auf deren Unterarm-Innenseite. Erproben Sie mit einem Partner diese Kontaktanordnungen und Ihre Möglichkeiten, aktive Reaktionen auf den Kontakt zu entwickeln. Sammeln Sie Vergleichserfahrungen über Möglichkeiten wertschätzenden berührenden Kontaktes, der Interesse zeigt, dem Berührten die Kontrolle über die Interaktion zu geben. Danken Sie Ihren Erfahrungspartnern für die angebotenen Möglichkeiten begreifenden Lernens. Sie werden Auswirkungen auf Ihrer beider Selbstverständnis erfahren.

Frau S. hat in der zu Beginn beschriebenen Situation gewählt und von der menschlichen Berührung Abstand genommen. Es kann ja sein, dass sie meiner Berührung nicht vertraut hat. Das muss sie auch nicht. Entscheidend ist, dass sie den Wahrnehmungen ihres eigenen Körpers, dass sie sich selbst vertraut.